かかりつけ医シリーズ❾特別版

医療評価ガイド編集部 編著

ひろしま

頼れるスポーツドクター

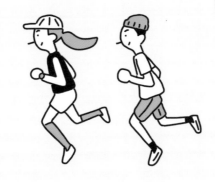

南々社

スポーツ整形外科の治療と現況

JA 広島総合病院
病院長 **藤本 吉範**

スポーツにけがはつきもの、とよくいわれます。アスリートに限らず、スポーツ競技でのアクシデントや練習のしすぎによってけがや痛みを抱える人は多数います。そんな人を対象とするスポーツ整形外科はどんな対応をするところか。スポーツ医学を専門とし、アスリートの治療を多く手がけてきたJA 広島総合病院の藤本吉範院長に、スポーツ医学の現状も含め、話を聞きました。

スポーツによって生じる外傷・障害に対応

　骨、筋肉、関節、神経など身体運動にかかわる組織や器官を「運動器」といいます。運動器の外傷や障害を取り扱うのが整形外科で、その中でもスポーツによって生じる捻挫、靭帯損傷、脱臼、骨折などの外傷や機能障害に専門的に対応するのがスポーツ整形外科です。

　競技種目や年齢などによってアスリート特有の運動器疾患はありますが、スポーツによって生じる外傷や障害は、当然一般の人にも生じる疾患であり、疾患の診断や治療法も、その疾患が治っていく経過も、普通の整形外科と異なるわけではありません。

● あらゆる世代のスポーツによって起こる外傷・障害への対応
● 日常生活への復帰に加え、競技生活への早期復帰を視野に入れた治療
● 競技の特性に合わせたけがの予防の指導、およびリハビリテーション治療

　これらがスポーツ整形外科の特徴です。スポーツ整形外科ではスポーツ医学の専門知識や診療経験の豊富な専門医が、子どもから高齢者までのスポーツ愛好家からトップアスリートまで幅広く対応し、患者やトレーナーと一緒に、スポーツの種類や競技レベル、目標などを相談しながら治療方針を決めます。スポーツ選手の治療は、日常生活に問題がないだけでは不十分で、競技への復帰やパフォーマンスの向上が不可欠なのです。

Profile

ふじもと・よしのり。1979 年広島大学医学部卒。庄原赤十字病院、中電病院、広島大学医学部助教授などを経て 2004 年 JA 広島総合病院整形外科主任部長。10 年同院副院長。14 年同院院長。医学博士。日本整形外科学会専門医・指導医。日本脊椎脊髄病学会評議員・専門医・指導医。広島東洋カープチームドクター。サンフレッチェ広島チームドクター。

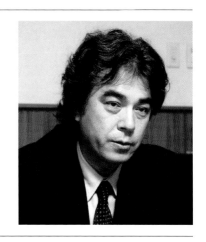

治療の基本は リハビリ

　私は、スポーツ障害・外傷に対する専門的診療を行っており、広島東洋カープとサンフレッチェ広島のチームドクターを務めています。日常的な診療ではスポーツによるトラブルに限らず幅広い患者さんを診ており、その場合もアスリートの治療を通して得られたノウハウを一般患者さんの治療にも役立てるように努めています。

　基本的には、スポーツ選手は手術せずに、リハビリで治していきます。手術以外に治癒が期待できない場合には手術しますが、それ以外の場合にはリハビリを優先します。

　プロ野球の世界を見ると、近年、アメリカのスポーツ医学が導入され、競技復帰や積極的なスポーツ活動への復帰を目的とするアスレティックリハビリテーションの導入によって選手の故障が減り、選手寿命は格段に延びました。マツダスタジアムの中には充実したトレーニングルームがあり、選手自身のスポーツ医学に対する教育と自覚も高くなっており、ここで選手は試合の前後にウオームアップとクールダウンを率先して行っています。

トレーナーの果たす役割は 大きい

　選手の健康状態を直接管理するトレーナーの役割も大きく、我々ドクターは治療に関する方向性を決め、道しるべを示す存在としてトレーナーの後ろにいます。プロの世界では、スポーツ専門のトレーナーが現場に積極的に介入する機会が増えて、選手のコンディショニングが保たれ、けがの減少につながっています。

　トップアスリートの世界では、NATA

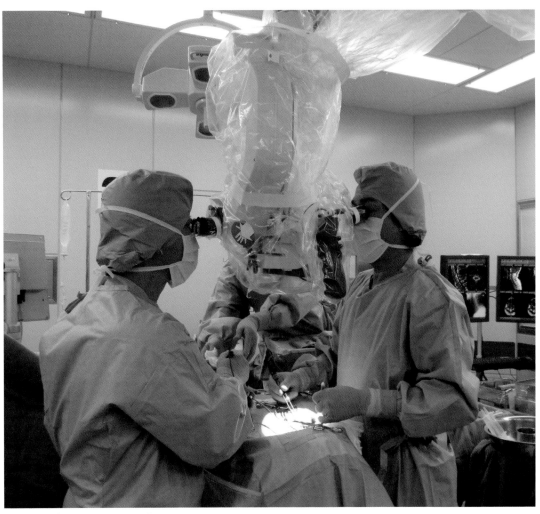

顕微鏡手術（マイクロ・サージャリー）。
手術用顕微鏡を使用して頸椎の手術をしています

顕微鏡手術（マイクロ・サージャリー）の利点
1 肉眼で手術するよりも小さな切開で、安全な手術が可能
2 小さな術野を術者と助手が同時にみることができる
3 低侵襲手術ができる

（National Athletic Trainer's Association＝全米アスレティックトレーナーズ協会）認定のアスレティックトレーナーなど、スポーツ医学に特化したライセンスを持っているトレーナーが選手の活動をサポートしています。トレーナーのレベルアップに伴い、プロ選手のスポーツ障害は減っています。サンフレッチェ広島は、毎月、ドクターとトレーナーが集まってミーティングを行い、意見交換しています。こうしたメディカルスタッフの充実とレベルアップによって、昨今のプロのスポーツ医学の世界は非

常に充実したものになっています。

高校野球の世界でもスポーツ医学に対する意識は向上してきていますが、全国レベルで見るとスポーツ医学的な管理はまだ十分とは言えません。それは他の競技にも言えることですが、サンフレッチェ広島のユースに関してはトレーナーがきちんとチェックしています。

子どもの場合、野球やサッカーで圧倒的に多いのは腰椎分離症です。分離症の治療は、手術はせず、各選手をダイレクトに見ているトレーナーの目でその原因を分析し、腰椎の動きを改善させるトレーニングを取り入れることで良くなることがしばしばあります。スポーツ障害は、手術するケースは少なく、ほとんどの場合がアスレティックトレーニングでカバーできる。医師だけでなく、トレーナーも一緒に総合的に治療していきます。さらに、選手自身の自覚、指導者のスポーツ医学の理解も重要です。

プロスポーツの世界は生き残りゲームですから、故障しない（あるいは故障しても復帰する）ことが求められます。そのため故障を隠して競技を続け、ぎりぎりになって助けてと受診してくる若い選手がいますが、それでは遅過ぎます。障害を初期に見つけ、早期に治療を始めることが重要です。そういうシステムができていないと、障害が起きた選手は置いてけぼりになってしまうわけです。

基本的に低侵襲手術

手術が必要になると、我々の出番です。スポーツ選手の手術は、基本的に低侵襲手術で、できるだけ小さい切開で治すことを目指します。内視鏡、関節鏡などをベースに、顕微鏡の活用、さらに切らずに経皮的に治すなど、できるだけ体にダメージを与えない方法を工夫しています。侵襲を小さくし早期の復帰を目指すことが求められますが、なるべく早くというのは少し危険でもあるわけです。復帰は早い方がいいのですが、あまり早過ぎると再発のリスクもあり、それを選手に自覚してもらって復帰を目指します。そこでもトレーナーの存在が重要で、ドクターも一緒に術後のメンタルケアに努めながら、リハビリしていきます。

近年、リハビリで言われているのが、体のコア、骨盤と背骨のアライメント（軸位）を正しくすることです。コアの訓練や関節の柔軟性の強化を意識することで、動きの中でバランスがとれるようになり、けがや故障防止につながります。スポーツ医学への理解と自覚が高まったことで障害が減ってきているのはプロに限らず一般の方にも言えることで、ベースとしての体作りに目が向いたことで、けがは確実に減っています。

スポーツ整形外科の役割は、スポーツ競技特有の疾患に関して専門的な診療をするだけでなく、元のスポーツのフィールドへの復帰を目指し、さらにベースの体作りをし、けがの予防に努めるところから始まると考えています。

パート1　スポーツ医療最前線

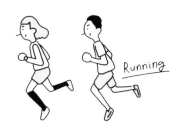

Running

パート2　スポーツに強い医療機関

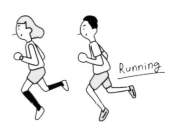

＊医療機関の掲載は五十音順

主なスポーツ障害の症状

脊椎脊髄

バーナー症候群（ばーなーしょうこうぐん）
ラグビーやアメフトなどで、頭部から衝突して首が後側方に反らされたときに、頸椎の椎間孔（首の骨と骨の間にある神経の通り道）を通る神経が圧迫される。この神経は、首から腕に走っている神経の束につながっており、強い外力で傷害を受けると、首から肩、腕に一次的なしびれや灼熱感を生じる。

脊髄損傷（せきずいそんしょう）
ラグビーやアメフトのタックルで首が過度に前屈または後屈したとき、頸部の脊髄が損傷を受け、手足の麻痺を引き起こす。損傷の位置で発生する麻痺の範囲が異なり、時には死亡することもある。

腰椎分離症・すべり症（ようついぶんりしょう・すべりしょう）
過度のスポーツや腰を反らせたり、捻ったりするときなどの負担で、腰椎の後ろ部分に疲労骨折（分離）が起こる。主に10代の成長期に多くみられ、腰痛や下肢のしびれなどの症状がある。
＊詳細は17ページ参照

腰椎椎間板ヘルニア（ようついついかんばんへるにあ）
背骨の骨と骨の間にある椎間板の一部が飛び出して神経にあたり、腰痛や足の痛み、しびれ、動かしにくい、力が入りにくいなどの症状が出る。
＊詳細は14ページ参照

肩

肩関節脱臼（かたかんせつだっきゅう）
肩を激しく捻ったり、ぶつけたときに多くは起こり、関節がはずれ、だらんとなり、動かせなくなる。くり返し起こると反復性肩関節脱臼になり、日常生活にも支障をきたすケースもある。
＊詳細は22ページ参照

投球障害肩（野球肩）
（とうきゅうしょうがいかた・やきゅうかた）
野球の投球動作やテニス、バレーボールなど、腕を大きく振る動作を繰り返すスポーツで使い過ぎることによって肩の痛みが発症するケースが多い。
＊詳細は20ページ参照

腱板損傷（けんばんそんしょう）
腱板は骨と骨にはさまれた板状になっている腱である。転んで肩を打ったり、野球やバレーボール、テニスなど、腕を振り下ろすスポーツ選手

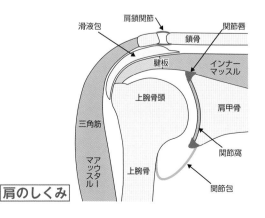

肩のしくみ

9

に損傷が多くみられる。損傷すると腕を上げたときに、違和感や痛みがある。

肘

野球肘 （やきゅうひじ）
野球の投球による、主にフォームや投げ過ぎによって起こる。投げるときに痛むのが主症状だが、肘以外の動きの悪さが原因のケースがある。肘の内側・外側・後方型に分類される。

テニス肘 （てにすひじ）
テニスやバドミントンなど、ラケットを使うスポーツでボールを打つときに肘の外側や内側に負荷がかかることで、痛みを発症する。多くの場合は安静時の痛みはない。

肘脱臼 （ひじだっきゅう）
転んで手を勢いよくついたときに発生することが多い。肘関節の痛みや腫れ、関節の変形、関節の曲げ伸ばしができなくなる。発生した直後よりも、少し時間が経ってから腫れがひどくなる。

手

突き指 （つきゆび）
バレーボールやバスケットボールなどの球技で、指にボールが当たることで起こる。そのほかには、他の選手との接触や衝突でも起こる障害。骨折や腱の断裂のような重症もある。

手の舟状骨骨折 （てのしゅうじょうこつこっせつ）
手首にある舟状骨の骨折。最も多いのが転倒して手のひらを地面に着いたときに起こり、痛みも腫れも軽く、捻挫と間違われることもある。

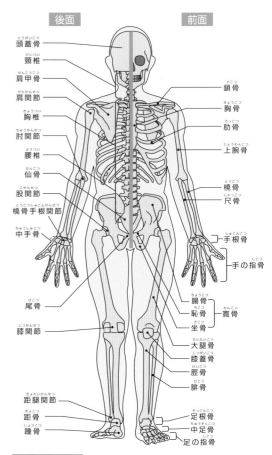

後面　前面

頭蓋骨（とうがいこつ）
頸椎（けいつい）
肩甲骨（けんこうこつ）
肩関節（かたかんせつ）
胸椎（きょうつい）
肘関節（ちゅうかんせつ）
腰椎（ようつい）
仙骨（せんこつ）
股関節（こかんせつ）
橈骨手根関節（とうこつしゅこんかんせつ）
中手骨（ちゅうしゅこつ）
尾骨（びこつ）
膝関節（しつかんせつ）
距腿関節（きょたいかんせつ）
距骨（きょこつ）
踵骨（しょうこつ）

鎖骨（さこつ）
胸骨（きょうこつ）
肋骨（ろっこつ）
上腕骨（じょうわんこつ）
橈骨（とうこつ）
尺骨（しゃっこつ）
手根骨（しゅこんこつ）
手の指骨（しこつ）
腸骨（ちょうこつ）
恥骨（ちこつ）
坐骨（ざこつ）
寛骨（かんこつ）
大腿骨（だいたいこつ）
膝蓋骨（しつがいこつ）
脛骨（けいこつ）
腓骨（ひこつ）
足根骨（そっこんこつ）
中足骨（ちゅうそくこつ）
足の指骨（しこつ）

骨のしくみ

股関節

股関節脱臼 （こかんせつだっきゅう）
ほとんどは、大腿骨の頭部が後方に押されて起こる。ラグビーやアメリカンフットボールなどでの接触プレーや野球のすべり込みで発生するケースもある。股関節から臀部にかけての強い痛み、脱臼感がある。

膝

オスグッド病
成長期に多くみられる膝のオーバーユースによる代表的な障害。運動するときに、膝の前下方の脛骨粗面（下腿の少し突き出した部位）が痛み、また腫れや突出がみられる。

ジャンパー膝（膝蓋腱炎）
（じゃんぱーひざ〈しつがいけんえん〉）
ジャンプやダッシュなどを繰り返し行うことで、膝に過度な負担がかかり起こる慢性的な障害。膝蓋骨（膝のお皿）のすぐ下側の痛みや腫れがみられる。

膝前十字靭帯損傷 (ひざぜんじゅうじじんたいそんしょう)
膝前十字靭帯とは膝関節にある靭帯で、関節を安定させる役目をしている。スポーツ動作でのストップや方向転換で、強いズレ感、「パシッ」「ブチッ」などの衝撃がある。損傷を受けた直後の痛みは軽いことが多いが、関節内に血液がたまることがある。
＊詳細は 24 ページ参照

半月板損傷 （はんげつばんそんしょう）
膝関節内にある半月板に亀裂が生じたり、欠けたりした状態。足の曲げ伸ばしをするときに、その半月板がひっかかり曲げ伸ばしがしにくい。ひどい場合には膝に水がたまったり、急に膝が動かなくなり、激痛を生じることもある。
＊詳細は 24 ページ参照

離断性骨軟骨炎 （りだんせいこつなんこつえん）
成長期のスポーツ選手に起こりやすく、関節軟骨の裏の骨に対しトレーニングにより繰り返し負荷がかかることが原因と考えられている。軟骨が骨ごと剥がれると関節ネズミと呼ばれ、関節の中を動いて引っかかり感や突然の激痛をきたす場合もある。
＊詳細は 27 ページ参照

膝蓋骨脱臼 （しつがいこつだっきゅう）
大腿骨（太ももの骨）に対して、膝蓋骨（膝のお皿）がはずれる状態。外側の脱臼がほとんどで、繰り返す場合には手術が必要。

足

シンスプリント
特に陸上競技やサッカー、バスケットボールなど、走ることが多いスポーツ選手に多くみられる。運動したときに下腿（すね）の内側に痛みが起こるのが主症状。

足首の捻挫 （あしくびのねんざ）
多くは足首を内側に捻ったときに、関節の外側の靭帯部分が傷つくことで起こる。足首が腫れ、歩くと痛む。初期治療が大切であり、放っておくと後遺症となることもある。

アキレス腱断裂 （あきれすけんだんれつ）
アキレス腱は足首の後ろにあり、体の中で一番太い腱で、ダッシュやジャンプ、ターンなどの

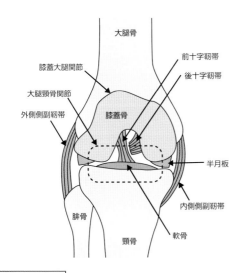

大腿骨
前十字靭帯
後十字靭帯
膝蓋大腿関節
大腿脛骨関節
外側側副靭帯
膝蓋骨
半月板
内側側副靭帯
腓骨
軟骨
脛骨

膝のしくみ

動作で腱に強い張力が加わったとき、腱の強度が落ちているときに発生する。断裂直後は強打されたような感覚で、衝撃と痛みが生じ、つま先立ちできなくなる。

足底腱膜炎 （そくていけんまくえん）
足底腱膜は踵（かかと）の骨から足の指へ広がる腱の膜で、足の土踏まずを支え、地面と足の衝撃を和らげるクッションの働きがある。ランニング動作など、オーバーユースで過度の負担がかかると、炎症を起こし足裏やかかとに痛みが発生する。走ることが多いスポーツ選手に多くみられる。

有痛性外脛骨障害
（ゆうつうせいがいけいこつしょうがい）
足の内くるぶしに硬い隆起物が触れ、痛くなることがある。成長期、特に女性に多く、舟状骨に過剰骨ができたもので、足が着地するとき、土ふまずが減少するとき、その骨につく後脛骨筋腱により牽引されると痛みが発生する。

その他

肉離れ （にくばなれ）
筋肉の急激な伸び縮みに耐えきれず、筋肉の線維が断裂すること。全身のどの筋肉でも生じるが、特に大腿（太もも）の裏やふくらはぎの筋肉に起こりやすい。全力疾走をしているときなどに突然発症し、時には「ブチッ」「バチッ」といった断裂音が聞こえることもある。鋭い痛みが起こり、歩行が可能の場合と困難な場合がある。

疲労骨折 （ひろうこっせつ）
骨の同じ部位に小さな力が繰り返し加わることで、金属疲労と同様にひびが入ったり骨折すること。通常の骨折と違い、過度なトレーニングで起こることが多く、初期は軽度の痛みや腫れ

感を生じる。中足骨や脛骨に発症が多く、症状が進むと、完全な骨折につながる場合もある。陸上競技やサッカー、ラグビー、バスケットボール、バレエダンサーなどに多くみられる。

スポーツ医療
最前線

腰椎椎間板ヘルニア

JA 広島総合病院 整形外科 脊椎・脊髄センター

脊椎・脊髄センター長・整形外科部長・
急性期リハビリテーション科部長 **山田 清貴**

病院長 **藤本 吉範**

脊椎脊髄疾患は、腰痛、手足のしびれ感、手足の運動障害・麻痺などの訴えが多く、スポーツ整形外科分野での代表的な疾患としては、腰椎椎間板ヘルニア、腰椎分離症があります。

どんな病気?

腰痛や、殿部（お尻）から下肢（足）に痛みやしびれを生じることが多い

腰椎椎間板ヘルニアは、椎間板内の髄核組織が線維輪を破り、椎間板組織が脊柱管内に突出して馬尾や神経根を圧迫し、腰痛や下肢痛を起こす疾患です（図1）。

腰椎椎間板ヘルニアの一般的な有病率は、男女比が約2〜3：1、好発年齢が20〜40歳代、好発部位がL4/5、L5/S1です。スポーツ外傷による腰椎椎間板ヘルニアは10歳代半ば以降で発生しています。有病率についての正確なデータはありませ

んが、スポーツ外傷の2.8〜27％が腰部傷害であり、このうち2.7〜21.6％が腰椎椎間板ヘルニアと診断されています。腰椎椎間板ヘルニアの危険因子には喫煙や重労働などが挙げられていますが、スポーツを含めて明らかなエビデンスはありません。

検査と診断

MRI は必須の検査

腰椎椎間板ヘルニアは、問診や理学所見、画像所見を総合的に判断し、診断します。下肢神経症状に対してはSLRテスト[*1]が有用な所見となり、特に若年者で強くなる

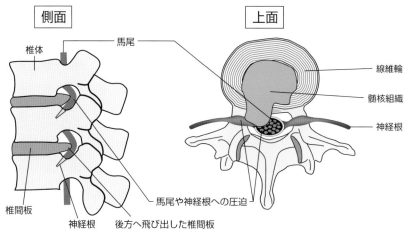

図1：腰椎椎間板ヘルニア
椎間板内の髄核組織が線維輪を穿破し発症する。腰痛や神経圧迫による殿部から下肢の痛みやしびれなどの症状が発生する

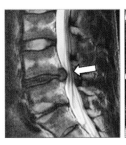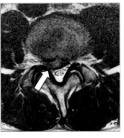

図2：MRI
L4/5椎間板ヘルニア（矢印）により脊柱管内の神経が圧迫されている

傾向があります。画像検査ではMRIが非侵襲的(しんしゅうてき)に椎間板ヘルニアや神経の圧迫の程度の評価が可能であるため診断的意義が高く、必須の検査となります（図2）。

治療法

初めは保存療法を実施

腰椎椎間板ヘルニアは自然に縮小したり、大きさは変わらなくても症状が改善する場合も多いため、まず保存療法を行います。一般的には膀胱直腸障害や筋力低下などの麻痺症状がある場合や痛みが長引く場合など、保存療法で効果がない場合は手術適応となります。スポーツ選手に対してはMMT[*2]4以下の筋力低下やパフォーマンスが長期に低下した場合に手術を検討しています。

1）保存療法

スポーツの休止や制限、コルセットの装着などを行い、腰への負担を減らします。さらに、痛みや炎症を抑えるために非ステロイド性消炎鎮痛薬などの内服、湿布薬、塗り薬などの外用薬を使用します。オピオイド系鎮痛薬などドーピング監視リストに入っている薬物には十分な注意が必要です。薬物療法でも痛みが改善しない場合にブロック療法を選択します。仙骨裂孔(せんこつれっこう)や腰

椎部からの硬膜外ブロック、選択的神経根ブロックなどがあり、神経やその周囲に薬剤を注入し、痛みや炎症を抑えます。

安静期間を最小限にするため、アスレティックリハビリテーションを行います。体幹部、下肢の関節のストレッチングやモビライゼーション、コアエクササイズなどを行い、痛みの許容範囲内で体を動かすことで早期機能回復を目指します。

2）椎間板内酵素注入療法

2018年から行われているコンドリアーゼ椎間板内注入療法は、椎間板へ直接薬剤を注入し、椎間板内の髄核組織を融解することで椎間板内圧が低下し、神経への圧迫を軽減する治療です。現在1回限りしか使用できず、スポーツへの復帰可能時期や長期的な治療成績はまだ明らかではありませんが、日帰り治療が可能で、安静期間が1週間程度などの利点があります。

3）手術療法

手術には顕微鏡下椎間板摘出術（MD）、内視鏡下椎間板摘出術（MED）、全内視鏡下椎間板摘出術（FED）などの術式があります（図3）。いずれも低侵襲な手術で、一般的には手術方法の違いによる治療効果には差がないとされています。スポーツ選手に対しては早期復帰と同時に高い運動能力の再獲得が必要ですから、当院ではより低侵襲な術式であるFEDを第1選択とし、FED適応外の場合に他の術式が適応となると考えています。FEDは直径8mmの内視鏡を挿入しヘルニアを摘出するため、筋肉や靱帯(じんたい)、骨組織などの正常組織への侵襲が最も少ない手術方法です。

---

*1　SLPテスト（下肢伸展挙上テスト）：被検者を仰向けにし膝を伸ばしたまま下肢を持ち上げる。通常は80〜90度まで挙上できるが、下肢神経痛がある場合は痛みのため挙上が制限される。

*2　MMT（徒手筋力テスト）：個々の筋力を評価する検査法。5（正常）〜0（筋収縮なし）の6段階で評価する。

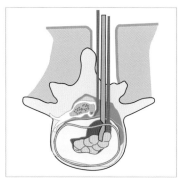
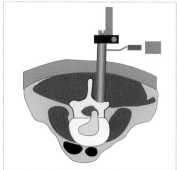
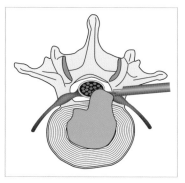

A：顕微鏡下椎間板摘出術（MD）　　　B：内視鏡下椎間板摘出術（MED）　　　C：全内視鏡下椎間板摘出術（FED）

図3：手術術式

4) リハビリ

　保存療法や手術療法で痛みなどの症状が改善した後も、姿勢の再教育や連鎖運動の強化が必要であり、アスレティックリハビリテーションを継続して行います。手術療法の場合、スポーツへの完全復帰は術後8～12週としたプロトコール（治療計画）が多く、低侵襲な手術では復帰期間がより短縮できる可能性があります。

予防と早期発見

初期兆候の早期発見が大事

　腰椎椎間板ヘルニアを含めたスポーツ選手の腰部障害の初期症状は「腰が重い、張る、硬い」などの自覚症状として出現し、他覚的には姿勢異常（アッパークロス症候群）、体幹筋の柔軟性低下を認めます。

　これらの初期徴候を早期に発見することが重要であり、定期的に全選手の柔軟性、関節、姿勢、神経筋のコントロールを評価することは、腰部障害の予防だけでなく、パフォーマンスの向上、さらには選手寿命の延長につながります。選手個人の腰部障害に対する教育と自覚のもとにエクササイズを積極的に行うことが重要であることは言うまでもありません。

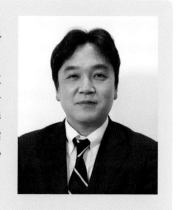

JA 広島総合病院 整形外科 脊椎・脊髄センター
脊椎・脊髄センター長・整形外科部長・急性期リハビリテーション科
部長 山田 清貴

やまだ・きよたか。1999 年鹿児島大学医学部卒。医学博士。広島市立安佐市民病院、広島大学大学院などを経て 2009 年より現職。専門分野は脊椎脊髄外科、低侵襲手術。日本整形外科学会専門医。日本整形外科学会認定脊椎脊髄病医。日本脊椎脊髄病学会認定脊椎脊髄外科指導医。最小侵襲脊椎治療学会評議員。North American Spine Society international member。

JA 広島総合病院 整形外科 脊椎・脊髄センター
病院長 藤本 吉範　　　Profile は3ページ

腰椎分離症

広島大学病院 整形外科
助教 **中前 稔生**

JA 広島総合病院 整形外科 脊椎・脊髄センター
病院長 **藤本 吉範**

どんな病気?

成長期に腰痛が出現

腰椎分離症は腰椎に生じる疲労骨折で、成長期スポーツ選手の腰痛の原因として注意が必要です。好発年齢は 14、5 歳といわれていますが、小学生の報告もみかけます。性差は男性が女性に比べ 4、5 倍多いといわれています。疲労骨折の後、骨がつかない場合は偽関節といって骨欠損部（分離）が生じる状態となります（図 1）。

トップアスリートでは 3 割から 4 割の選手に腰椎分離を認めるという報告もありますが、すべての選手で腰痛を生じている訳ではなく、プロ選手として第一線で競技し

ているアスリートも多くいます。腰椎分離症が進行すると、将来的に骨のズレなどが生じて神経を圧迫し、下肢痛・しびれや慢性的な腰痛が起こる場合があります。

原因

腰椎に負担がかかる

腰椎分離症の初期である腰椎疲労骨折の起きる原因としては、スポーツなどで腰を後ろに反らしたり（伸展）、左右に捻ったり（回旋）する動作を繰り返すことで、腰椎にストレスがかかり、疲労骨折を生じると考えられています。スポーツ種目としては腰椎の伸展・回旋の頻度が高いサッカーや野球、バレーボールでよくみかけます。また、右投げ投手の左側、右利きバレーボール選手の左側の腰椎に生じることが多いといわれています。さらには、体が硬い人に分離症は発生しやすいともいわれています。

症状

運動時の腰痛

多くは運動時の腰痛です。寝ている状態などの安静時の腰痛はまれです。腰を反らしたり捻ったりしたときの腰痛が典型的ですが、その他の運動でも腰痛がみ

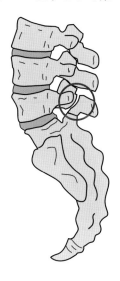

図 1：腰椎分離症の図（骨欠損部：○印）

られることがあります。また初期に、片側の下肢痛などの神経根症状が出現することもあります。

検査と診断
診断に苦慮する際は MRI を

理学所見では、腰を反った際の腰痛の確認や腰の圧痛（押さえての痛み）があります。画像検査では、初期ではレントゲンではっきりしないために、MRI や CT が有用になります（図2-①、②）。特に MRI では超初期の疲労骨折の状態を骨の中の炎症性変化の有無で判別できます。レントゲンで分離が明らかな場合は、かなり進行している状態であることが考えられます（図3）。初期であれば約90％で骨はつきますが、進行していくと60％、30％と骨がつく割合は低下していきます。

よって、より早期に検査を行って診断をつけ、より早く治療していくことが重要になります。成長期で、腰を反らしたり捻ったりしたときの腰痛が1～2週間続けば、整形外科の専門の先生に診てもらった方がいいでしょう。

治療法
病期に合わせた治療を

初期ではスポーツを禁止した上で、約3か月間のコルセット固定を行います。超初期ではコルセットなしでスポーツを禁止するだけでの治療をすることもあります。やや進行している場合にはコルセット装着を6か月間行うこともあります。もちろん、しっかりと治療したとしてもさまざまな要因（何番目の腰椎か、両側性か片側性か、MRI での炎症性変化の有無、CT での骨硬

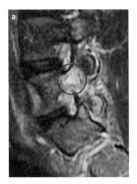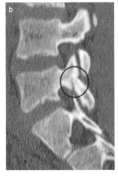

図2-①：a: MRI 矢状断像　骨の中に白く見える信号変化があります（炎症）
　　　　 b: CT 矢状断像　中枢（上）では骨はつながっていますが、末梢（下）では骨が欠けている部分があります

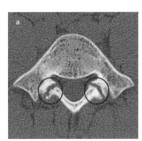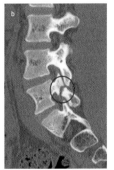

図2-②：a: CT 水平断像　両側に分離を認めます
　　　　 b: CT 矢状断像　分離部の骨欠損部は明瞭です

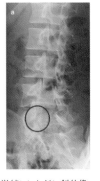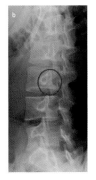

図3：単純レントゲン斜位像
　　 a: 第5腰椎に分離を認めます
　　 b: 第3腰椎に分離を認めます

化の程度など）により骨がつかないことも
あります。

　また初診時にレントゲンで分離がはっき
りと分かり、CT で分離部に骨硬化を認め
る際には、骨がつく可能性はほとんどあり
ません。このような場合にはコルセットを
装着せずに、痛みに対する治療（痛み止め
の薬やリハビリ）を行いながら早期スポー
ツ復帰をめざします（図4）。

骨癒合の可能性

```
あり              なし
↓                ↓
・コルセット装着    ・コルセット装着なし
・スポーツ中断      ・鎮痛処置をして
                   早期スポーツ復帰
```

図4：腰椎分離症の治療方針

リハビリテーション

体の柔軟性を

　再発を予防する意味でもアスレティック
リハビリテーションなどをしっかりと行う
ことが重要となります。体が硬い人に分
離症は発生しやすいともいわれているの
で、腰のストレッチだけでなく、股関節や
肩甲帯（けんこうたい）、胸郭（きょうかく）の柔軟性を常日頃から獲得し
ておく必要があります。ジャックナイフス
トレッチは股関節や膝（ひざ）関節、骨盤の動きを
改善させる有用なストレッチです（図5）。
リハビリをするにあたって、本人が自身の
状態を十分に理解した上で、モチベーショ
ンを維持しながら予防・再発防止に努める
べきであると考えます。

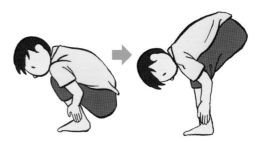

図5：ジャックナイフストレッチ
足首を握ってしゃがみ胸と太ももをくっつけ、その状態から胸と
太ももが離れないように、膝をできるだけ伸ばし、10秒間保
ちます

広島大学病院 整形外科
助教 **中前 稔生**

なかまえ・としお。2001年広島大学医学部卒。医学博士。ヨーテボリ大
学、JA広島総合病院などを経て2017年より現職。専門分野は脊椎脊髄
外科。日本整形外科学会専門医。日本脊椎脊髄病学会認定脊椎脊髄外
科指導医。日本整形外科学会脊椎脊髄病医。日本スポーツ協会公認スポー
ツドクター。サンフレッチェ広島、広島東洋カープチームドクター。

JA広島総合病院 整形外科 脊椎・脊髄センター
病院長 **藤本 吉範**　　Profileは3ページ

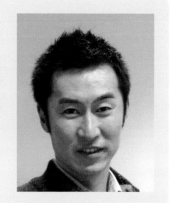

投球障害肩、反復性肩関節脱臼
（野球肩）　　（外傷性肩関節不安定症）

県立広島病院 整形外科
副院長・主任部長 **望月 由**

広島はスポーツが盛んな地域です。当院には多くのスポーツ選手が受診されます。スポーツ種目では、野球やサッカー、バレーボール、バスケットボール、ハンドボール、ラグビーをはじめ柔道や剣道などよく知られたスポーツから、スケートボードやSUP（スタンドアップパドルボード、ボードの上に立ってパドルを手に水面を進むスポーツ）といった新しい競技など多岐にわたります。このようなさまざまなスポーツ選手のけがを治療してきた実績があります。今回は、投球傷害肩（野球肩）と反復性肩関節脱臼（外傷性肩関節不安定症）について述べます。

投球障害肩（野球肩）

どんな病気？

投げると肩を痛める？

　物を投げるという動作は野球の投球動作に代表されます。その投球動作に代表されるオーバースローイング動作を繰り返すことにより肩関節に生じる障害の総称が投球傷害肩です。野球に限らず、やり投げやテニスのサーブ、他の投擲競技も同様です。具体的に損傷部位を列挙すると限りがないくらい肩関節のさまざまな部位が損傷されていることが多いのですが、年齢により損傷される部位に特徴があります。成長期に多いのは「リトルリーグ肩」と呼ばれる成長軟骨の損傷です。投球動作により強力なストレスが成長段階にある肩関節に加わると障害が生じます。

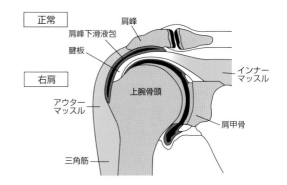

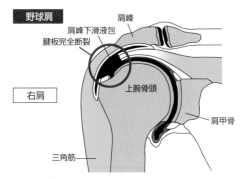

図1：野球肩

一方、高校生や大学生、社会人やプロの選手では関節唇や腱板が傷むことが多い傾向があります。関節唇は肩甲骨の関節窩の周囲を縁取りして関節の安定性を担っている軟部組織です。また、肩のインナーマッスルの腱成分である腱板の関節面側がえぐられるように損傷されていることが多いです。

原因
使い過ぎ（オーバーユース）による疾患

一番の原因は、オーバーユースによる、肩の使い過ぎだと考えられます。最近では、少年野球の段階から投球数の制限も行われています。肩を痛める前に肘を痛めるケースも多くみられます。

予防するには、スポーツを始める前に、きちんとウォーミングアップして、終了後にはクールダウンを行うことが大切です。下半身と体幹で投げることが重要で、肩に過度の負担が加わらないようにすべきです。肘が下がらないようにするなど、投球フォームの調整も大切です。野球の経験者が監督をしていることが多く、テクニカルなことは指導できても、どうしても医学的な観点は十分とはいえません。このため、もともと肩を痛めていた選手が無理をし、悪化することもあります。

検査と診断
問診や身体所見などを最重要視

肩の違和感や痛みを自覚してから来院される場合がほとんどです。まずは十分に患者さんの話を聞く、問診が大切です。うかがった症状をもとに身体所見をとります。

投球フォームのビデオがある場合には、それを観ることも重要な診断材料になります。投球動作のどの段階で痛みが出るか、例えば振りかぶったとき、ボールをリリースするときなのかを知ることも重要なポイントです。

これで大部分の診断ができますが、補助的かつ確定的なものとして、画像診断を行います。レントゲンやMRI検査による診断になりますが、こうした画像検査を通して、骨や腱、筋肉、靭帯などを正確に評価することで、障害部位を特定することが可能になります。肩の痛みであっても、ほかの部位に原因がある場合もあります。

治療法
保存的治療を中心にした治療を勧める

保存的治療を中心にした治療になります。基本的にはノースローになりますが、ボールを全く握らないというのではなく、軽いキャッチボールなら可能とする場合もあります。

基本的には炎症が収まるのを待ってから投球再開となりますが、患者さん本人だけでなく、家族、チーム関係者とも十分に話をして、連携を取りながら治療を進めて行きます。また、高校生以上なら痛み止めの注射を用いることもありますが、あくまでも対処療法になります。

手術に至るケースは全体の5％以下です。保存的治療で症状が改善されない場合、損傷された関節唇を形成し、安定性を獲得する手術をします。「関節鏡下関節唇形成術」という内視鏡を入れて行う手術を実施しています。関節鏡を用いると皮膚の切開

が小さく、手術による周囲の軟部組織のダメージも少なく、術後の痛みも少ないので、日常生活やスポーツへの早期の円滑な復帰が可能となっています。

リハビリテーションやトレーニング

インナーマッスルの筋肉トレーニングを重視

リハビリテーションで重要なのは、インナーマッスルの筋肉トレーニングです。手術で筋肉が落ちた場合はなおさら大切です。肩を痛めたとしても肩以外の部位にも痛みを引き起こす原因を抱えています。障害予防の観点から体のメンテナンス方法の習得を目的とした指導や、筋力トレーニングの指導を実施することが大切です。肩甲骨周囲のトレーニングや体幹のトレーニング、肩関節のインナーマッスルのトレーニング、肘関節周囲の筋力のトレーニング、スナップ動作のトレーニングなどになります。

反復性肩関節脱臼（外傷性肩関節不安定症）

どんな病気？

肩関節に脱臼しやすい道ができる

スポーツによる反復性肩関節脱臼は、「外傷性肩関節不安定症」とも呼ばれます。外傷により肩関節の脱臼が繰り返されることによって、肩関節の組織が損傷され、簡単に脱臼しやすくなる道ができた状態です。強いコンタクトが繰り返されるスポーツ、例えばラグビーやレスリング、柔道などで多く発生します。これを予防するためには、関節の安定性を高める役割がある筋肉を強化することが大切です。

原因

脱臼によって軟部組織が損傷される

肩関節では骨と骨の間の接触面が小さく、関節の安定性は関節包や関節唇、靭帯などの軟部組織によって支えられています。脱臼を繰り返すと、軟部組織が高度に損傷されてしまい、日常生活動作でも脱臼するようになる場合があります。

検査と診断

損傷の部位と程度は症例により異なる

投球障害肩と同じように、基本は問診聴取と身体所見です。脱臼を繰り返したために損傷される肩関節の中の部位や程度は症例により異なります。そのため、レントゲンやＣＴ、ＭＲＩ検査などの画像検査を必

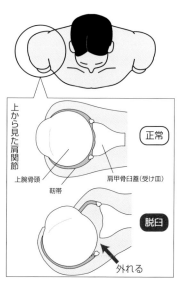

図２：脱臼

上から見た肩関節

上腕骨頭　靭帯　肩甲骨臼蓋（受け皿）

正常

脱臼

外れる

要に応じて行います。

治療法

保存的治療と手術的治療

　一般的には、肩関節が脱臼した場合3週間程度固定します。その後、不安定性が消失する場合と反復性に移行する場合があります。このため、固定時には鍛えようと思い無理をしないことが重要です。脱臼を繰り返し、日常生活やスポーツに支障を生じる場合には手術的治療の適応になります。

　反復性肩関節脱臼（外傷性肩関節不安定症）の場合には、肩関節の関節窩の周囲の縁取りをして関節の安定性に起用する関節唇と、それに連続して関節の安定性を主に司る靭帯があわせて損傷されていることが多いです。これがいわゆる「バンカート病変」といわれる病変です。これらの病変をもとの位置に修復するのが「鏡視下バンカート修復術」です。関節鏡を使い行うもので大きな傷がつくことはありません。

　まず、関節鏡を用いて関節内を精査し、損傷部位と脱臼する肢位※での脱臼程度や方向を調べます。そして、関節唇靭帯複合体を関節窩から剥離します。アンカーという糸つきのビスを関節窩に打ち込み、剥離した関節唇靭帯複合体を縫い合わせます。

　手術後は、3〜6週間固定します。少しずつ動かしますが、腕を上にまで上げるのが1か月、重いものを持つのが3か月、コンタクトスポーツに復帰するまでには6か月かかるのが、一応の目安になります。

リハビリテーションやトレーニング

関節の動きと安定性を改善するためのリハビリテーション

　脱臼し損傷された組織が落ち着くのは約3週間といわれています。その間も、損傷された部位や修復された部位に負荷が加わらない範囲で少しずつ肩関節の可動域を改善していきますが、無理は禁物です。肩関節の可動域が改善してから、インナーマッスルの筋肉トレーニングを行います。

　スポーツ復帰については、軽いジョギングから開始し、肩関節の安定性が維持されていることを確認し、徐々にスポーツ復帰していきます。大切なのは、本格的なスポーツ復帰に向けてのトレーニングです。チームのコーチや監督あるいは家族の方々ともコミュニケーションを十分にとって、スポーツ種目に応じた、しかも損傷・修復された肩関節の状態や個人の特性にも合わせたスポーツ復帰のための練習メニューを作成することが大切です。

※肢位：外転外旋位といって、肘を90°に曲げて、そのまま肩を外側に90°開いた姿勢

県立広島病院 整形外科
副院長・主任部長 **望月 由**

もちづき・ゆう。1983年広島大学医学部卒。県立広島病院、広島大学病院整形外科准教授などを経て、2008年より現職。同院副院長兼任。日本整形外科学会認定整形外科専門医。日本肩関節学会理事。日本体育協会スポーツドクター。広島カープ 球団チームドクター（肩関節部門）など。

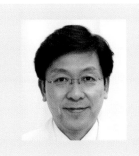

前十字靭帯・半月板損傷、離断性骨軟骨炎

マツダ病院 整形外科
副院長 **月坂 和宏**

膝関節疾患は年齢層によって異なります。若い人ではスポーツなどによる前十字靭帯損傷、半月板損傷、離断性骨軟骨炎が多い傾向にあります。まずは正確な診断をして病態をしっかりと把握し、患者さんの年齢や活動性、ニーズなどを考慮しながら治療法を選択しています。

前十字靭帯・半月板損傷

どんなけが？

カクンと「膝が抜ける」、ガクッと「膝が崩れる」

膝前十字靭帯（Anterior Cruciate Ligament、以下 ACL）は膝関節の安定性のためにとても重要な靭帯であり、これが損傷するとカクンと「膝が抜ける」、ガクッと「膝が崩れる」などの不安定性によって、日常生活やスポーツに支障をきたしてしまいます。

ACL を損傷したままで運動や生活を続けていると、半月板や軟骨などの膝のクッションの役割をする組織が傷ついてきます。ACL と半月板損傷はリンクする場合が多いといえます。ACL 損傷からの時間が長ければ長いほど、膝が痛くなる、腫れる、引っかかるなどの症状が出やすくなります。

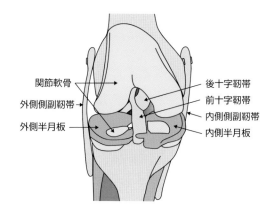

関節軟骨　　　　　　　　後十字靭帯
外側側副靭帯　　　　　　前十字靭帯
外側半月板　　　　　　　内側側副靭帯
　　　　　　　　　　　　内側半月板

図1：膝のしくみ

原因

ジャンプからの着地、急停止、急な方向転換で発生

ACL 損傷は、スポーツ活動中に発生することが多く、接触プレーよりもジャンプからの着地、急停止、急な方向転換などに

よって発生します。

けがをして間もない急性期には膝関節の中に血が溜まり腫れます（関節血腫）。スポーツ外傷による膝関節血腫の原因で最も多いのがACL損傷です。時間が経過すると、半月板や軟骨または他の靭帯損傷が合併していなければ、さほど強い痛みを感じることはありません。半月板や関節軟骨の損傷を合併していると、痛みやひっかかり感を伴うことがあり、断裂した半月板がロッキング（断裂した半月板が関節に挟まる）している場合には、膝がまっすぐに伸ばせないなどの症状も伴います。

けがをしたときの状況を聞き、膝の診察（靭帯が切れているか、痛み、腫れがあるかなど）、MRIなどの所見、膝のゆるみの検査などから総合的に診察し、診断します。

けがをして間もない時期には、痛みや腫れにより十分な身体所見がとれず、診察を受けても明らかに診断されない場合があります。MRI検査はACL損傷の診断に有用で、靭帯だけでなく、半月板、骨、軟骨などの他の組織も同時に評価することができます。損傷のパターンにもさまざまあり、その意味でもMRIは重要といえます。

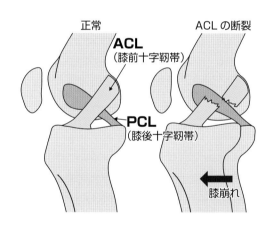

図2：前十字靭帯（ACL）断裂

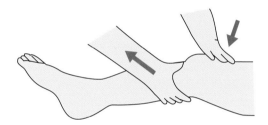

膝を20〜30°くらい曲げ、太ももを片手で押さえて、もう片方の手で下腿を前方へ引きます。前十字靭帯断裂があると下腿は前方へ引き出されます。

図3：ラックマンテスト

→ 検査と診断

医師の手によるラックマンテストやピボットシフトテスト

ACL損傷の診断は、医師の診察による不安定性テスト（ラックマンテスト、ピボットシフトテスト）とMRI検査などにより行われます。医師の「手」による診断が基本で、それに加えて画像診断を使っています。

→ 治療法

多くの場合、手術が必要

ACLがいったん損傷すると自然に完全治癒することは期待できません。しかしある程度不安定性が改善する場合もあります。急性期が落ち着いて痛みや腫れがなくなってから、不安定性を再確認して手術が必要か否かを判断します。スポーツ選手においては多くの場合、手術が必要です。また半月板損傷を合併している場合などは、早期に手術が必要な場合もあります。

断裂した ACL は縫い合わせることが難しいため、「解剖学的に正確な位置にある靭帯は、膝関節を正しく機能させる」という考え方のもと、ACL を再建しています。再建靭帯にはハムストリング（半腱様筋腱(はんけんようきんけん)や薄筋腱(はくきんけん)）や骨付き膝蓋腱を用い、体格やスポーツ特性に合わせて使い分けています。関節鏡を用いて大腿骨(だいたいこつ)と脛骨(けいこつ)に骨孔をあけて移植腱を通して固定する方法が一般的です。術直後は移植腱には血行がないので、その生着や成熟には長い時間が必要であり、スポーツ復帰には通常 8 か月以上かかります。

近年、切れてしまった靭帯断端（レムナント）をどのように扱うか議論されています。受傷後数年経過すると、断端は徐々に吸収されてなくなってしまいます。しかし、レムナントが連続している場合は、この中

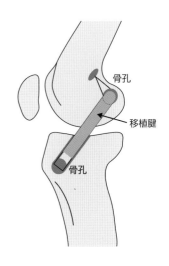

図 4：前十字靭帯再建術

に血流とともに関節位置覚を察知する神経終末も残っていることが明らかになっています。ACL 再建術ではいったん取り出した血行のない移植腱を植え込むわけですか

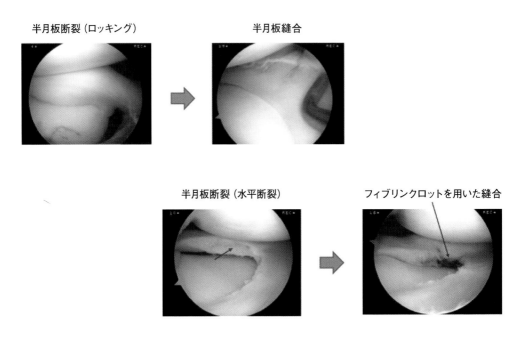

半月板断裂（ロッキング）　半月板縫合

半月板断裂（水平断裂）　フィブリンクロットを用いた縫合

図 5：半月板断裂の関節鏡写真

ら、手術の際にレムナントが残っている場合は、それを温存して血管が早期に進入しやすいように、かつ残っている神経終末をそのまま生かせるように、再建する方法も行っています。

　半月板損傷がある場合は、その断裂形態に注意が必要です。MRIで判断します。半月板は血行がほとんどないので治りにくく、断裂の仕方によっては手術で切除または縫合術が必要となります。半月板を切除するとクッションの役目がなくなるので、将来的には軟骨がすり減るなどの老化現象を早く来ることになります。

　したがって半月板断裂では、半月板を元通りに戻すために縫合術を積極的に行っています。治りにくい部位の断裂に際しては、手術中に採血し血液を糊のように固めたフィブリンクロットを作成し、半月板断裂部に挟み込んで縫合しています。フィブリンクロットにはさまざまな成長因子が含まれ、また細胞侵入の足場になるといわれています。

　ACL再建手術の場合、スポーツ復帰には8か月以上を要します。けがする前の健常な状態が「１００点」としたら、手術だけでその状態に戻れるわけではありません。ACLが元通りに治るわけではなく、実際に完全復帰できて初めて「１００点」がとれるわけです。手術だけで到達することはできず、筋力やアジリティー※の回復も含めてリハビリテーション（以下、リハビリ）の関与が不可欠です。

※アジリティー：運動時に身体をコントロールする能力

離断性骨軟骨炎

▶ どんな疾患?

部分的に関節の軟骨が骨ごと剥がれて痛みが出る

　初期の段階では軟骨片は遊離せず、運動後の不快感や鈍痛のほかは特異的な症状は出ません。関節軟骨の表面に亀裂や変性が生じると痛みも強くなり、特にスポーツで支障をきたします。骨軟骨片が遊離すると関節の中をちょろちょろ動き回るので関節ネズミと呼ばれ、引っかかり感やズレ感があったり、ゴリっと音がして激しく痛む場合があります。

▶ 原因

繰り返されるストレスや外傷により軟骨の裏の骨が壊れてくる

　成長期のスポーツ選手に起こり、繰り返されるストレスや外傷により軟骨の裏の骨に負荷がかかることが原因と考えられています。血流障害により軟骨の裏の骨が壊死し骨軟骨片が分離、遊離します。膝関節では大腿骨の内側85％、外側15％でまれに膝蓋骨にも起こり、外側例では円板状半月（生まれつき大きな半月板）を合併することがあります。発育期では安静や免荷などで自然治癒することが多いため、早いうちに診断することが大切です。

レントゲンや MRI による画像診断が大切

初期段階では、通常のＸ線（レントゲン）で分かりにくいため MRI 検査で確定診断します。骨軟骨片が分離、遊離してくる時期はＸ線でも異常所見が出ますが、特殊な方向からのＸ線撮影も診断に有効です。画像所見により重症度が分類されます。

関節鏡視下でのドリリングやモザイク手術

身長が伸びている発育期で骨軟骨片が安定していれば、スポーツ活動の休止や免荷歩行などの保存的治療を選択します。Ｘ線や MRI で回復が見られれば徐々に活動を許可します。MRI で病巣部の骨軟骨片が

まだ剥がれてはいない状態（グレード１〜２）の場合、安静や免荷だけでも修復が期待できますが、関節鏡視下でのドリリング（障害部位に直径１mm 程度の穴をいくつか掘って出血を促す方法）で癒合を促進させることも可能です。

骨軟骨片が剥がれかけている状態（グレード３）では、整復固定術を選択し、不安定な骨軟骨片を骨釘や生体吸収性ピンなどを使用して固定します。

骨軟骨片が剥がれてしまった場合（グレード４）、剥がれた骨軟骨片の状態が悪く骨癒合を期待できないと判断すればこれを取り除き、大腿骨の関節軟骨の体重のかからない部位から円柱状に採取した骨軟骨柱を移植して関節面を再建するモザイク手術や自家培養軟骨細胞移植術があります。

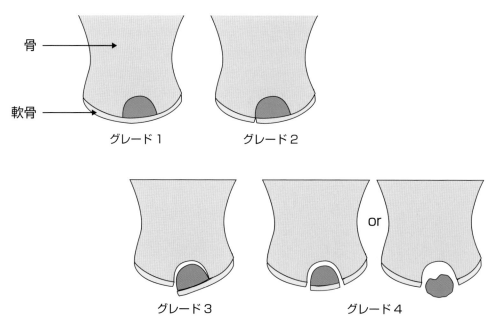

図６：離断性骨軟骨炎の MRI 分類

復帰までのリハビリやトレーニングの重要性

メディカルリハビリとアスレチックリハビリ

　ACLや半月板損傷、離断性骨軟骨炎のいずれにおいても、手術後は翌日からリハビリテーション（リハビリ）が始まります。入院中に行われるのは主に患部の局所的な回復を目指したメディカルリハビリです。膝の可動域や筋力のエクササイズ、歩行訓練などが中心となります。体幹のバランスや患部以外の筋力低下を防ぐトレーニングも重要ですが、手術部位に負担のかからないように痛みや腫れに留意しながら進めていきます。

　退院後は患部の状態が回復するにつれ、ある時期からはスポーツ復帰へ向けたリハビリが必要となります。これがアスレチックリハビリです。手術からある一定期間経過したのちは、復帰を目指すスポーツの競技特性や固有な動作を踏まえて徐々にトレーニングを積んでいくことが必要です。手術部位の状況を把握しながら、患部に対して安全なジャンプの着地姿勢やターンの仕方を習得し、なおかつ全身を使ってパフォーマンスの再現に向けたリハビリを進めることが最も大切なプロセスです。そういった意味では、理学療法士やトレーナーの存在は非常に大きな意味を持ちます。プロスポーツでは、専門的な知識を持った専属トレーナーにより患部の回復から全身のパフォーマンスの回復に向けた個別のプログラムを組んでいます。アマスポーツでは、そこまでのシステムが組まれていないことがほとんどですので不十分な状態で復帰していることもしばしば見受けられます。再受傷の確率も高くなりますので、そういった意味では患者さん自身が、しっかりと自分の病態を把握し、主治医やリハビリ担当者と相談して、必要なトレーニングを地道に積み上げていくことが大切です。

マツダ病院 整形外科
副院長 **月坂 和宏**

つきさか・かずひろ。1986年広島大学医学部卒。広島大学病院などを経て、2000年よりマツダ病院勤務。日本整形外科学会・整形外科専門医。日本整形外科スポーツ医学会代議員。中部整形外科災害外科学会評議員。日本リハビリテーション医学会認定臨床医。日本スポーツ協会公認スポーツドクター。サンフレッチェ広島・チームドクター。

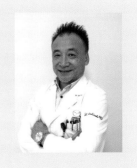

スポーツ障害を予防するには しなやかに連動する 体づくりが重要

県立広島病院
リハビリテーション科
主任部長 **中西 徹**

スポーツで自分の大切な体を傷つけないためには、体の一部分だけに負担をかけることがないよう、しなやかに連動する体をつくることが重要です。県立広島病院のリハビリテーション科主任部長の中西徹先生に具体的なトレーニング方法を聞きました。

スポーツ障害とは

自分の体力や運動能力を 知ることが重要

スポーツ障害とは、打撲や捻挫、骨折などの運動中のけがのほか、疲労による関節の変形や疲労骨折など多岐にわたります。急性の障害と慢性の障害がありますが、慢性の場合は、俗にオーバーユースといわれる使い過ぎによる障害です。運動によって疲れた体の組織が十分に癒されなかったり、同じ部位を使い続けたりして起こることがあります。

障害を防ぐには、運動を始める前に自分の体力や運動能力を知ることが大切です。日々の運動前に準備運動（アップ）を行い、その日の体の調子を知るように努め、運動をした後に整理体操（クールダウン）を行い、運動で使った部位の疲労回復を促すことが重要になります。

スポーツトレーニングの流れ

スポーツ障害予防のトレーニング

しなやかに連動する体づくりのためには、①体幹を含めたインナーマッスルの強化、②柔軟性の向上（特に股関節や肩関節、体幹）、③バランス感覚や関節位置覚の意識、が大切になります。

それでは、スポーツ障害を防ぐための具体的な運動を紹介しましょう（写真（1）〜（11）参照）。

トレーニングは（1）から順番に実施することをお勧めします。これまでにも実施しているトレーニングやストレッチもあると思いますので、普段行っているトレーニングの終わりに追加するのもいいと思います。

（1）のサイドブリッジから（5）のプ

●体幹トレーニング（1）〜（5）

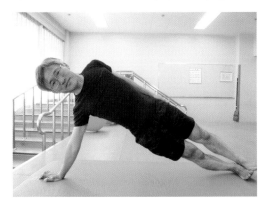

（1）サイドブリッジ（腹斜筋）
体がなるべく一直線になるよう胸をはり、お尻を締め、下になっている横腹に力が入るのを感じながら行ってください

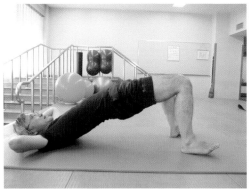

（3）バックブリッジ（背筋と殿筋）
あお向けに寝て、膝を立てた状態からお尻を引き上げます。背中とお尻に力が入るのを感じながら行ってください

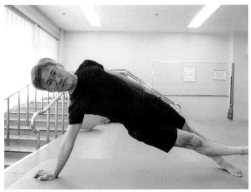

（2）サイドブリッジ＋股関節内転筋強化
下になっている足を持ち上げる際にバランスをくずしやすいので注意してください。肘をついて行うのもよいと思います

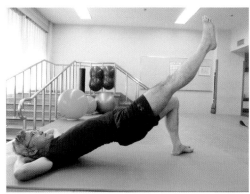

（4）バックブリッジ＋片足上げ
片足上げをする際には、支えている側のお尻が下がりやすいので、最初は短い時間で行ってください

ランクまでが体幹トレーニングになります。（5）のプランクは、前の伸ばした手と反対の足を後ろに伸ばすバージョンです。姿勢を保持する時間は10秒間程度から始めて、徐々に延長するのが適当だと思います。呼吸を止めないようにしてください。

　サイドブリッジの基本は（1）ですが、（2）の股関節内転筋を強化する方法もあります。（3）のバックブリッジも（4）のように片足を上げることで、負荷を高めることができます。

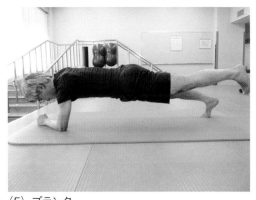

（5）プランク
肘と肩が直角となるように床につき、頭から足がなるべく一直線になるようにしてください。お尻が持ち上がってくると十分な効果が得られません

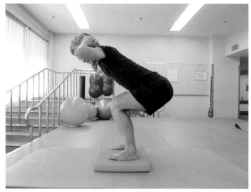

（6）スクワット
つま先と膝の向きを合わせて、なるべくゆっくり上下に運動して
ください。曲げた膝がつま先よりも前に出ないようにすると効
果的です

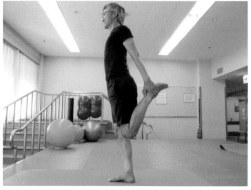

（8）大腿四頭筋＋体幹と肩甲骨伸展のストレッチ
太ももの前（大腿四頭筋）のストレッチは足の間が開かないよ
うにして、背中をそらすようにすると効果的です。軸足はやや母
指側に体重をのせる感じでふんばるとバランスがとりやすいです

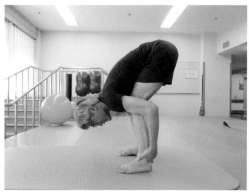

（7）ストレッチ（ハムストリング）
太ももの後（ハムストリング）のストレッチは背中をなるべく伸
ばし、お腹と太ももの前が離れないようにすると効果的です。
膝を無理に伸ばさなくても大丈夫です。背伸びと交互に行う
ジャックナイフ運動もお勧めです

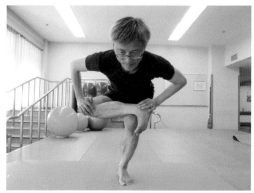

（9）ストレッチ（大殿筋と体幹伸展のストレッチ）
お尻（大殿筋）のストレッチは背中を伸ばし、曲げた膝を手で
下に押し、足首を直角にすると効果的です。（8）の片足立ちよ
りもバランスがとりにくいので注意して行ってください

　体幹と下肢の連動を確認する運動とし
て、（6）のスクワットもお勧めしたいです。
連続して5、6回、少し疲れる程度のゆっ
くりした速度で、上下運動を繰り返す「ス
ロートレーニング」によって、筋肉の遠心
性収縮を引き出して、筋トレの効果を高め、
体幹と下肢が連動して運動を制御している
感覚を養います。柔らかいクッションなど
を敷いて不安定な面で行うと、さらに筋ト
レやバランス感覚を鍛えられます。
　（6）のスクワット以降の運動は、起立

位で行う手足と体幹の連動を意識したスト
レッチです。トレーニングの最後にクール
ダウンとして実施する場合は、静的スト
レッチとしてポーズをなるべく深めて10
秒間程度保持してください。
　運動前のアップとして（8）〜（11）
のストレッチを実施する場合は、ポーズを
深めず左右交互にリズミカルに行う「動的
ストレッチ」として実施すると、スポーツ
障害の予防効果が期待できます。このよう
に同じ体の部位のストレッチでも動的（ダ

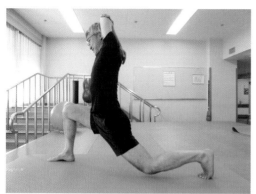

（10）フロントランジ（腸腰筋ストレッチ）
　　　＋体幹側屈の肩関節のストレッチ
足のつけ根の前側（腸腰筋、写真では左側）のストレッチは、前に踏み出した足の膝が直角となり、背中を伸ばすと効果的です。前の踏み出した足の膝は直角にしてください

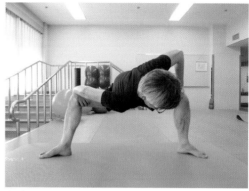

（11）股関節内転筋＋体幹回旋のストレッチ
足のつけ根の内側（股関節内転筋）のストレッチは、膝を直角よりも少し浅めに曲げ、体を捻って下側になった手で太ももを後方に押し、股を開くようにすると効果的です

イナミック）と静的（スタティック）を運動前と運動後で使い分けることが重要です。

　一般的にダイナミックストレッチは、体幹や肩甲帯（けんこうたい）および股関節などの比較的大きな関節を動かしながら筋温を高めるとともに、筋肉が協調して動くのを促し、柔軟性が高まることで、けがの予防につながるといわれています。また、スタティックスト

レッチは反動や弾みをつけず、息を吐くタイミングで筋肉を徐々に伸ばし、痛みを感じる手前で保持します。筋肉をゆっくり引き伸ばすことで筋肉の疲労回復を促し、筋肉痛の緩和に役立つといわれています。

　紹介したストレッチは立ったままで行いますので、バランス調整力や集中力を高める効果も期待できます。

県立広島病院 リハビリテーション科
主任部長 中西 徹

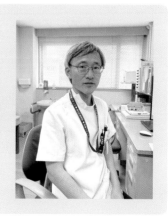

なかにし・とおる。1991年島根医科大学（現島根大学医学部）卒。島根大学病院、千代田中央病院、国立浜田病院などを経て、はたのリハビリ整形外科、広島大学病院リハビリテーション部に勤務。2010年から県立広島病院。リハビリテーション科主任部長、日本整形外科学会認定整形外科専門医、日本リハビリテーション医学会認定リハビリテーション専門医。

スポーツ医療とトレーニング

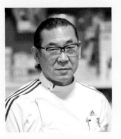

寛田クリニック 理事長・院長 **寛田 司**

　日本ではスポーツ医療とトレーニングは分けて考えられることが多いですが、本来これらは区別するものではありません。どちらも「スポーツメディシン」と言うべき同じ分野に属するもので、目覚ましい進化を続けています。極論すれば「どのようにけがを治療するか」よりも「どのようにけがを防ぐか」という、予防医学としての発展が最大の進化といえます。

　もちろん、最先端医療としての発展も進んでいます。かつて軟骨は再生しないといわれていましたが、ＥＳ細胞などいろんな細胞を用いて軟骨培養移植が盛んに行われるようになり、さまざまな治療に役立っています。手術では関節鏡の発明により大きく切開しなくても治療できる方法が考え出され、低侵襲医療として負傷からの早期復帰を可能にしています。

　これら器質的病変は、先天的な要素などを除けば、さまざまな機能的要素の悪化により引き起こされることが分かっています。椎間板ヘルニアは、骨と骨の間にある椎間板というクッションが固くなって突出し、神経を圧迫する病気ですが、なぜ椎間板に問題が生じるのか。それは、一つひとつの関節を動かす多裂筋のような小さな筋肉が役割を果たしていないからです。

　バーベルやマシンなどで大きな筋肉を鍛えても、小さな筋肉が鍛えられていないと効果がありません。体幹トレーニングによりインナーマッスルを鍛え機能的要素を改善することで、椎間板という器質的要素の悪化を防ぐことができます。スポーツトレーニングもさまざまな部分で進化を続けていますが、医療にかかわる部分での進化とは、これら機能的要素の改善に繋がるトレーニングなのです。

　改善のためには科学的な根拠に基づいたトレーニングを行うことが必要です。間違ったトレーニングにより体のバランスを崩してしまうと、パフォーマンスの向上に繋がらないばかりか、故障に繋がる原因ともなります。インナーマッスル、そして体幹の強化に代表されるように、バランスを重視したトレーニングが主流となっています。

　「スポーツメディシン」は急速な発展を続けており、パフォーマンスの向上、そしてけがをしない体作りに繋がり、アスリートにとってなくてはならないものになっているのです。

1 肉離れ・コムラ返りは食生活から起こる?

スポーツ選手なら一度は経験したことのある「コムラ返り」ですが、「足が攣る」と俗にいわれ、ふくらはぎの筋肉が痙攣を起こすことです。プロやトップレベルのアマチュアだけでなく、少年や一般のプレイヤーにも起こります。ひどい場合は肉離れにもつながりますので甘く見てはいけません。

実際によく足が攣る選手は決まっているようです。コムラ返りの原因は、筋力よりむしろ、筋肉を有効に働かせる体の方にあると考えています。足が攣りやすい選手には、このような傾向があると思われます。

(1) 関節や筋肉に柔軟性のない選手
(2) 練習や試合の前後にストレッチを
　　十分にしない選手
(3) 練習や試合前後に
　　きちんと水分補給をしない選手
(4) 食生活のバランスが悪い選手

(1)から(3)が毎日のトレーニングで注意すれば予防できます。むしろ強調したいのは(4)です。現代は欧米風の食生活が普及していますが、高カロリー高脂肪のため結果として筋肉が硬くなりがちです。炭酸飲料などによる糖分の摂り過ぎや、朝食抜き、あるいは食事を袋菓子などのジャンクフードで済ませるなど偏った食生活も原因となります。筋肉は使われることにより乳酸がたまります。食生活が乱れると電解質のバランスが崩れ、その結果乳酸の排出が悪くなって、疲労が回復せず痙攣につながるのです。

コムラ返り、肉離れは現代の子どもに非常に増えました。昔と比べて子どもたちの体格値は上がっていますが、体力値は逆に下がっており、特に柔軟性に欠けている傾向があります。筋肉の疲労を和らげ、エネルギーを蓄え、体に柔軟性を持たせるのにお勧めなのが、朝食時のオレンジジュースです。オレンジに含まれるクエン酸が体に柔軟性を持たせ、筋肉にエネルギーの源であるグリコーゲンを蓄えやすくして、疲労を和らげます。

2 ヒザが曲がりにくいと感じたら半月板に注意!

半月板は、大腿骨と脛骨をつなぐ左右膝関節の外側と内側に1枚ずつあり、膝にかかる体重の衝撃を和らげるクッションの働きをします。半月というよりはやや三日月に近い形をしています。この半月板が、サッカー・野球、バスケット、バレーなどでジャンプやターンを繰り返し続けるうちに、負荷がかかって亀裂が生じたり、完全に断裂したりしてしまうのが半月板損傷です。

スポーツでは膝を内側にひねる動作が多く負荷は脚の外側に偏ります。半月板損傷の多くが膝の外側というデータが出ています。主な症状は、膝の痛みのほか、引っ掛かり感、曲がりにくくなるロッキング、さらに関節が腫れて膝に水がたまるなどがあります。

引っ掛かり感など膝関節の動きを診て、MRIでチェックすればほとんど発見できます。小さい損傷なら手術をしなくても、リハビリと注射と薬で治るケースがほとんどです。完全に断裂するなど傷めた箇所が大きい場合には、痛みも当然激しくなります。何度も傷めると半月板の周囲にある軟骨の損傷にもつながり完治しにくくなるため、切除などの手術が必要です。

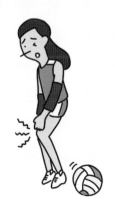

手術は現在では関節鏡（内視鏡）を用いて、モニターを見ながら遠隔操作で行っています。多くの場合は5〜7ミリ程度の傷が2、3か所という程度なので、早期に復帰できます。断裂など大きな損傷の場合は、関節や血管に近ければ、縫合すれば発症前と同等のクッション性を保つことが可能です。大体は関節や血管から遠い箇所を損傷している場合が多く、縫合できなければ部分切除を行います。切除す

る半月板を極力少なくして残すよう計画的に手術が行われます。

半月板は通常の場合、成長に従って円形から半月、そして三日月へと形を変えていきます。成長しても半月板の形が円形のまま変わらないのが「円板状半月板」です。日本人に多いといわれ、通常の三日月板状の半月板に比べて損傷が起こりやすくなります。

3 日常生活でも起こる椎間板ヘルニア

人間の背骨は首から腰にかけて24本の骨で構成されています。この骨と骨の間でクッションの役目を果たしているのが椎間板です。椎間板は卵に例えれば、黄身にあたる核の部分（＝髄核）と白身にあたる周りを囲む部分（＝繊維輪）があります。繊維輪が年齢とともに弱くなって何かの衝撃で緩んだり裂けたりした場合、髄核が飛び出して神経を圧迫します。これが「椎間板ヘルニア」です。

椎間板の強さには個人差があり、重労働をしなくても1日中座っている人に起こる場合もあります。腰に負担のかか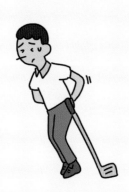る柔道や相撲等は椎間板にストレスをかける回数が多くなるのでけがへのリスクは伴いますが、意外ですが、日常診療ではゴルフ競技に多くみられます。ゴルフは腰を水平回転し肩は

上下運動をします。それぞれの運動でスピードが違い、時間差もあるため腰と頚の間にある椎間板への負担は大きくなります。

予防には腹筋や背筋より体幹を鍛えることが必要です。ただ、一般的によく知られる腹筋・背筋の運動では余計に腰を痛めてしまいます。アウターマッスルである大きな筋肉だけでなく、多裂筋等の小さなインナーマッスルを鍛え、腹筋と背筋のバランスをとることが重要です。

ねじりの動作に対応するトレーニングも必要です。トレーニング機器だけではねじりの動作に対応することが難しいため、主に人の手を使って鍛えます。競技によって体の動きも違いますので、それぞれのスポーツに合わせたPNF（固有受容性神経促通法）でトレーニングするのがいいでしょう。

症状がひどくなった場合には手術に踏み切るケースもあります。保存療法で悪化してしまった場合、膀胱直腸障害で膀胱または直腸が麻痺して日常生活に支障をきたした場合、運動麻痺となった場合です。手術の方法として、最近ではさまざまな低侵襲な手術も行われています。

4 心身のストレスが招くオーバートレーニング症候群

オーバートレーニング症候群は、運動による生理的な疲労が、十分に回復されないまま蓄積されていくために起こる慢性的な疲労の状態です。

症状として、初期段階では原因不明の競技成績の

低下や倦怠感などがあり、進んだ状態になると睡眠障害や食欲不振、集中力の欠如といった兆候がみられます。重度になると、物事に対する意欲が急速に低下する「バーンアウト（燃え尽き症候群）」とい

う状態に陥ります。この状態にまで至ると、競技復帰が不可能になることもあります。

「バーンアウト」にならないためには、症状の早期発見が必要です。トレーニングを含めた日常生活の中での体調の変化（起床時心拍数の増加や運動後の安静時血圧への回復が遅くなるなど）のチェックや、POMS検査などの心理テストが非常に有効になります。

真面目な選手ほどなりやすいといわれています。日常生活でも常に自分の取り組む競技のことが頭から離れず、精神的にリラックスすることができないため、ストレスを内側にため込んでしまうのです。

オーバートレーニングは重症になればなるほど、運動を中止する期間も長くなります。ですから

「ON」と「OFF」を区別できるような休養を含めたトレーニングを行うことが重要です。

オーバートレーニングから回復するためには、精神的なリラクゼーションはもちろん、水分とエネルギーの補給が大切になります。運動した後はまず使ってしまった糖分の補給が必要です。また、アミノ酸の清涼飲料水が人気を集めていますが、アミノ酸はタンパク質に変わるため筋肉をつけたい場合に有効です。疲労回復には、まず糖分を摂取することを心掛けましょう。

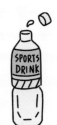

5 急に起こる腰の痛みぎっくり腰

床から重い物を持ち上げたり何かの拍子に体をひねったりしたときに、腰に強い痛みが生じることをぎっくり腰（急性腰痛症）といいます。後ろから蹴られたような衝撃を感じるため「魔女の一撃」と呼ばれることもあります。スポーツでも野球ではバッティング、サッカーではコンタクトプレーなどで起こることもあります。

ぎっくり腰の原因は大きく分類すると関節、筋肉、椎間板（ついかんばん）の３つに分けることができます。関節や筋肉を痛めているケースが多く、椎間板を痛めた場合はほかの症状を引き起こしている可能性も高いでしょう。

ぎっくり腰は発作直後に激しい痛みを伴います。急性の障害であるため、通常は安静にしていれば痛みも治まりますが、痛みを早く取り除くには局所麻酔剤と消炎剤の注射が効果的なことがあります。腰椎椎間関節や仙腸関節のすき間に滑膜（かつまく）のひだが挟まっている場合は、ひだを外すように関節を動かすマニピュレーションも有効です。

治療を施しても痛みが腰に止まらず、足がしびれ・力が入らない症状などの場合、専門医でMRIを使った検査を受けるようにしましょう。神経を痛めていることも考えられ、坐骨神経痛の併発や、椎間板ヘルニアの可能性もあります。

日常生活で立ったり座ったりするときに背中を丸めず、あごを出さないように心掛けましょう。眠る

ときは腰が反り返って負担がかからないように、仰向けやうつぶせではなく横向きで寝る方が楽な場合があります。腰周りの関節や椎間板の負担を軽くするために、支えている腹筋や背筋を鍛えることも効果的です。

無理せず腹筋の強化は仰向けで両膝（りょうひざ）を立て、お尻を寄せるように力を入れながらお腹をへこませ、床に腰を押しつけることで鍛えることができます。背筋はお腹の下に枕を入れてうつぶせになり、あごを引いて上半身を少し持ち上げ10秒止める動作を繰り返しましょう。

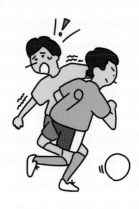

6 骨粗しょう症は高齢者だけの障害ではない

骨は、皮膚と同じように毎日新陳代謝を繰り返しています。しかし、加齢や閉経などによって骨を生成する働きが弱まることがあります。骨量が減少してもろくなり、骨折しやすくなるのです。この状態を骨粗しょう症といいます。

高齢者の障害と思われていた骨粗しょう症ですが、若い世代にも増えてきました。朝食を抜くなど、食生活の乱れた子どもたちの骨密度は、昔に比べ圧倒的に低下しています。骨の生成に必要なカルシウム、タンパク質、ビタミンDを多く摂取できる日本食から、炭水化物や脂肪の多い欧米食に移行したことも原因と考えられます。

タンパク質は肉、大豆製品、ビタミンDはキノコ類、カルシウムは乳製品などから主に摂取できる。

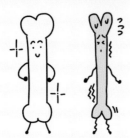

1日のカルシウム摂取量の目安は成人男女で600mgといわれており、消費の激しい運動選手はその約2倍が理想です。

骨量は骨格の成長とともに20歳頃まで増加し、成人期にピークを迎えます。このときの最大骨量を増やすことができれば、加齢とともに骨量が減少しても病的な値にまではなりにくいとされています。最大骨量のピークを過ぎた後も、運動をすることによって骨量が増加し、減少のスピードを緩められることも分かっています。

骨粗しょう症を予防するためには、筋肉を動かす適度なレジスタンス運動が有効です。筋肉が動くことによって骨に刺激が与えられ、骨の新陳代謝が活発になり、カルシウムが定着する働きを助けることができるのです。膝への負担が少ない運動としては、水中ウォーキングやダンベル体操をお勧めします。カルシウムの消費が摂取量に追いつかなくなるなど、過度な運動が原因となって骨密度が低下することもあります。運動はあくまで「適度」が大切なのです。

日光浴も、骨粗しょう症の予防には欠かせません。紫外線を浴びることによって、体内のビタミンDは活性型に変化します。この活性型ビタミンDが、腸からのカルシウムの吸収を高め、骨に蓄える役目を果たします。

7 膝の外傷と慢性的な痛み

肩や肘、足首などの関節と同様に、膝の痛みを訴える選手は多くいます。膝の故障については骨挫傷、骨折、靭帯や半月板の損傷など外傷性のものと、使い過ぎ症候群ともいわれる慢性的な痛みに大別することができます。

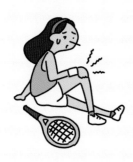

一般的に骨はきちんと修復すればその後の後遺症が少なく、靭帯などは回復後もプレーに支障が出やすいというイメージを持っている人が多いようです。しかし、実際にそんなことはなく、十分に回復するまで治療を行えば回復することができます。ただしプロスポーツにおいては、シーズンの期間が決まっており、選手は試合の結果で評価されます。中には今季の成績次第では来季以降の契約が結んでもらえないという危機感と戦いながらプレーする選手もいるでしょう。

よく「長く選手生活を続ければ痛いところの1つや2つはある」と言いますが、選手は体の不調を高い技術力でカバーすることができるため試合に出場することができるのです。しかしそれが慢性的な痛みに繋がっていることは否めません。

外傷性の故障ではない慢性的な痛みの発生原因のうち、体のアンバランスや柔軟性不足といった点は、実際にプロの選手でも多いのではないでしょうか。

どのチームにも故障の多い選手がいますが、総じてプロといえども体のバランスや柔軟性に問題を抱えているケースが多いのです。

　靭帯や腱が骨につくところでは筋肉の働きによるストレスが集中しやすく、関節周りの筋肉が硬ければ硬いほど関節に掛かる負荷は増すのです。その結果、周辺の靭帯を損傷しやすくなります。

　例えば、それによって起こりうるけがは、通称「ジャンパー膝」と呼ばれる大腿四頭筋腱付着部炎や膝蓋靭帯炎、膝の内側にある鵞足を痛める鵞足炎があります。腸脛靭帯のように靭帯が骨のすぐ上を通るところでは、膝の曲げ伸ばしによって靭帯と骨の摩擦が生じて炎症の原因になります。

8 若年層に多い腰の疲労骨折

　腰の疲労骨折は腰椎分離症の前の段階といわれています。これまで腰をひねる動作により起こるとされていました。しかし、腰を反らす動作やジャンプ時の着地動作に腰に過度の応力が掛かり痛みを発することが分かってきました。椎弓とは椎体の両側から後方に出る端の部分で、リング上の構造をしています。構造上細く脆弱なため、強い応力が掛かると疲労骨折を招き、進行すると椎弓に入った亀裂が分離するのです。

　腰椎分離症になれば離れた骨をくっつけることは難しく、慢性の腰痛の原因にもなりかねません。症状がさらに進行し腰椎分離すべり症になれば、神経を圧迫し足の痺れや麻痺の原因になることもあります。リスクを軽減するためにも、早期発見、早期治療が完治の大原則といえるでしょう。

　10代前半の成長期のスポーツ選手に多いことが特徴です。軟骨から骨に移行する途中の成長段階では、過度に掛かった応力を支えきれないためです。より体を反らすことのできる体の柔らかい人に起こりやすいとの報告もありますが、実際には体の硬い人に多くみられます。

　背骨は首から腰にかけて24本の骨で構成されていますが、それぞれの骨の周りの筋肉が柔軟性を欠く場合、体を反らす際に支点となる腰に負担が掛かります。背骨周辺の筋肉だけでなくハムストリングや大腿部などに柔軟性がない場合も同様です。これを解消するためには下肢を含む体の後背部を伸ばすためのジャックナイフストレッチが有効です。両手で両踵を保持し屈伸運動を行いますが、腹部と大腿部を接地することで腰の負担が少なくリスクを軽減することができます。

　治療にはコルセットを用い、腰を後ろに反らさないようにすることが大切です。全治は一般的に2〜3か月といわれていますが、その間の運動については腰にストレスの掛からない程度なら行うことができます。少しでも亀裂のある状態で競技を再開すると新たな亀裂を生む原因となりますし、慎重な判断が必要です。

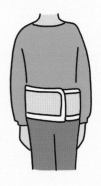

こんな症状があったら、整形外科を受診しましょう

- 首の痛みやしびれ、腫れ、違和感がある

- 肩がズキズキと痛む、重い、上がらない、回らない

- 肩の脱臼を繰り返す

- ボールを投げる動作で肘が痛む

- 手首を捻ると痛みが走る

- 原因不明の指の痛み、変形がある

- 指の関節が痛む、まっすぐに伸ばすことが困難

- 腰がだるい、重いなどの痛みや違和感がある

- 安静にしていても腰に痛みがある

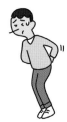

- 背中の痛みや違和感

- 股関節の痛みで立ったり、歩いたりするのが困難

- 膝が痛くて腫れている、正座ができない

- 膝がガクガクする

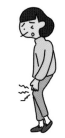

- 膝が完全に伸びない

- 足を捻ると痛みや腫れ、違和感がある

- アキレス腱あたりに痛みがある

- 足の裏の痛みとしびれ

スポーツに強い
医療機関

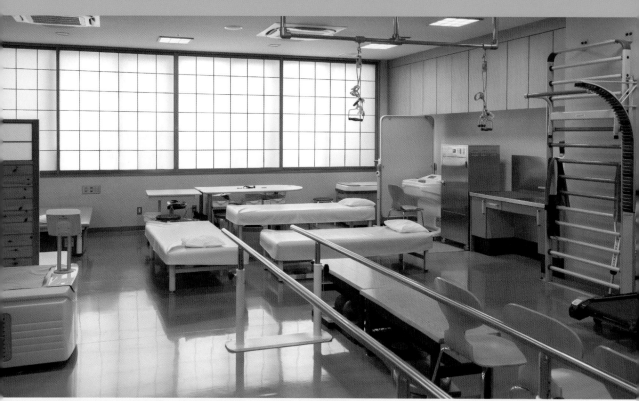

医療法人社団　慈恵会　いまだ病院

靭帯や半月板などの手術も行える
リハビリにも注力した地域密着型病院

ここが強み

● 入院しながら、早期の段階から回復期まで行えるトータルリハビリ。
● 総合病院からも信頼される明るく満足度の高いリハビリ。
● 大学病院から派遣された専門医による診察。

診療科：整形外科・リハビリテーション科・外科・眼科
主な治療（スポーツ）：膝・肘・外傷など、関節鏡視下手術（靭帯・半月板・滑膜）

所在地：広島市西区三篠町1-5-1　　TEL：082-238-6111
ＨＰ：http://www.imada-hospital.or.jp　　駐車場：12台

診療時間	月	火	水	木	金	土	日
8：30～18：00	○	○	○	○	○	○	休診

休診日：日曜・祝日

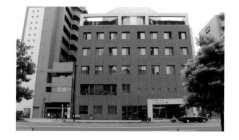

医院の概要

　同院の前身は 1976 年に開院した「いまだ外科・胃腸科診療所」で、1980 年に「医療法人社団　慈恵会」を開設し、その翌年に「いまだ病院」に改名とともにベッド数を増床。2002 年に大杉健院長が赴任し、その翌年に現在地に新築移転して 50 床に増やした。

　リハビリに力を入れており、明るく満足度の高いリハビリを追求している。同院のリハビリ室は間仕切りを外すと食堂とつながる造りで、テラス的な要素も含んでいる。窓や天井、ベッド間の仕切りなど部屋全体が和風に統一され、心地良い空間こそがリハビリの生命線と考えている。総合病院の手術後すぐに自宅に帰ることが不安な患者たちも、同院には多く紹介がされ、質の高いリハビリを行っている。

診療ポリシー

　同院の特徴の一つに、昼休み時間がないことが挙げられる。院長や医師、スタッフが交代で休憩を取り、午前 8 時半から午後 6 時まで、常に診療やリハビリを受けることができる。「患者さんを待たせることはしたくない」との大杉院長の考えから生まれた。「正確・迅速・親切」をモットーに、院内での滞在時間もできるだけ短くするようにしている。

　また同院では、外来での予約制を導入していない。毎日のようにリハビリに取り組

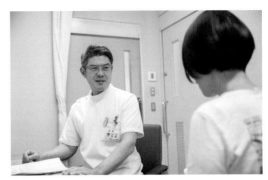

診察中の大杉院長

みたいと考えている患者のことを考え、毎日の受診を可能にするためだ。待ち時間はあるものの、その間にリハビリ機器を使った物理療法を行っている。

　周辺には学校も多く、児童・学生の患者も増えている。同時に高齢者など幅広い年齢層の患者からの評価も高い。クリニックなどの開業医では行っていない関節鏡視下手術などの手術も同院では行っている。

　患者の利便性を考えて、院内処方にもこだわっている。リハビリをしている最中に、院内で薬を準備でき、薬の待ち時間が短縮できる利点がある。骨折などの歩行が難しい患者には、院外の薬局まで行かずに処方できることが好評だ。

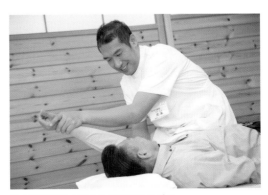

北本理学療法士による左肩のリハビリ

保存療法から手術まで幅広く対応
早期からのスポーツリハビリも特長

スポーツによって外傷や障害を発生した学生やスポーツ愛好家の方が、そのスポーツに早期に復帰できるようサポートしていきます。

たとえば、競技によって負傷した際、安静にして回復を待つだけではなく、負傷した部位の治療をしつつ、それ以外の筋力や心肺機能の維持をするためのトレーニングメニューを組み、1日も早い競技復帰に向けたサポートを行います。

また、障害を予防するための体の使い方や、トレーニングに関するアドバイスを含めたサポートを行っていきます。

総合病院からの評価も高い、早期からのリハビリ

同院には50床の入院施設があるため、手術後の早い時期から院内でリハビリを開始することができるのも、ほかの整形外科クリニックにはない特長だ。

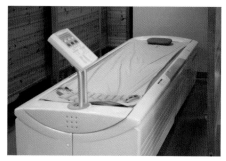

ウォーターベッド
（水圧マッサージ）

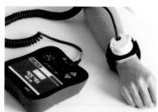

超音波骨折治療器アクセラス2

総合病院で手術した患者を同院に受け入れ、リハビリを行っている。入院を依頼した総合病院からも「安心してリハビリを任せることができる」と評価も高い。

リハビリにはハード面、ソフト面とも力を入れている。「スタッフの技術や設置している機器は、ほかの施設にも負けていない」と大杉院長。だがそれ以上に、患者への積極的な声かけを徹底させている。

理学療法士だけでなく、病室での簡単なリハビリは看護師も手伝っている。入院患

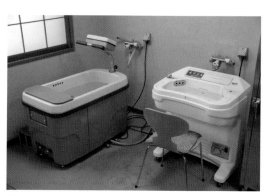

渦流浴による温水治療

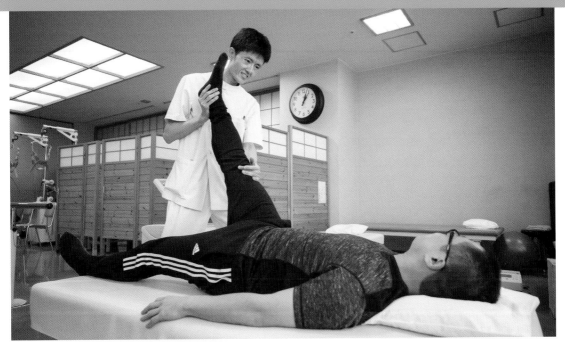

道源理学療法士による下肢のリハビリ

者にとっては、朝起きてから寝るまでのすべてがリハビリとの考えからである。

リハビリに関しては、高齢者と若年者のスポーツ障害では、そのゴールの設定が異なるという。高齢者は、日常生活が安心に元気よく行えるようになること、若年者では、しっかりとスポーツができる状態に戻すことを心がけている。

近隣の崇徳中・高校、中広中学校、三篠・大芝小学校の運動部の選手たちも、リハビリのために多く来院している。

半月板損傷などの手術も実施

広島大学病院からの医師の派遣も受け、診療並びに膝を中心にした手術も行っている。膝のスペシャリストの中前敦雄医師と股関節のスペシャリスト庄司剛士医師たちである。

特に多いのが半月板の切除と縫合手術だ。半月板損傷は、スポーツ時の外傷でよくみられるが、高齢者でも日常生活の動作でも損傷することがある。

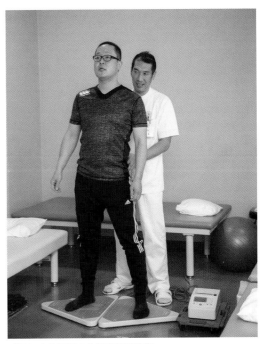

バランスを評価する下肢加重検査

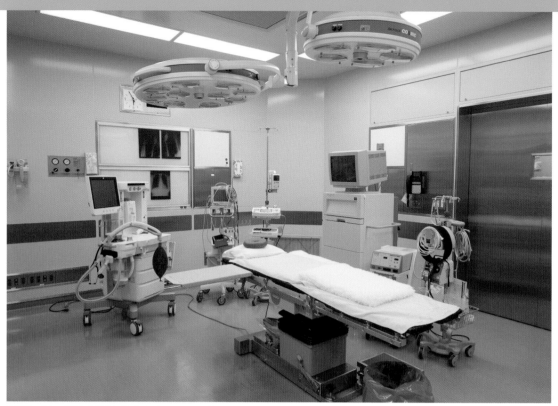

手術室（人工関節手術も可能なクリーンルーム）

　その特徴としては「痛みを伴う、ひっかかり感や膝がまっすぐ伸びないなどの症状がしばしばみられる」「安静時に痛みがなく、階段の昇降時や膝の屈伸時などに痛みを伴うことがある」「断裂した半月板が関節に挟まると『ロッキング』と呼ばれる現象となり、膝の曲げ伸ばしができなくなる」などである。

　半月板損傷の診断は、医師の診察に加えて MRI 検査で行われる。半月板はレントゲンやCTには映らないため、MRI 検査は診断に必須とされる。半月板の損傷形態はさまざまで、縦断裂、横断裂、水平断裂などがある。

　手術は関節内視鏡を用いて行い、部分切除術や縫合術がある。小さな断裂や治癒しない部位の断裂では、その部分のみを切除。治癒する可能性のある部位は断裂部を縫合

する。このほかにも、人工関節手術（膝・股関節）などの手術も行っている。

　だだ、治療の基本は保存療法である。消炎鎮痛などによる保存療法を 3 か月程度行ったうえで、痛みが残る場合は手術となる。

県内では珍しい 「PFC-FD療法」もスタート

　血小板を高密度に含んだ血漿のことを「PRP」という。「PRP療法」は血小板が持つ、組織を治癒させる能力を利用した治療方法で、近年、大リーガー選手などの肘の治療に使用され、国内でも注目されるようになった。

　通常、PRP 療法では患者の血液を採取し、血液を遠心分離器にかけることで血小板を

多く含んだ血漿（PRP）を分離し、障害の部位に注射する。

　「PFC-FD療法」は、このPRP療法をさらに進化させたもの。患者から採血した自己血を精製し「PRP」を作製した後に、さらにPRPを活性化させ、血小板由来因子濃縮物（PFC）を作製。これを無細胞化したうえでフリーズドライ加工することで、「PFC-FD」ができ上がる。血小板が放出する成長因子によって、治りにくい組織の損傷を修復する力を促進したり、炎症を早く治めたりすることが期待できる。

　これらはいわゆるテニス肘やゴルフ肘の治療に有効とされている。同院でも2019年

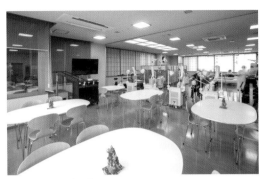

休憩室とリハビリ室

12月から治療を開始。広島県内でも実施している施設はまだほとんどない。

　自由診療のため費用は高額となるが、スポーツ選手に限らず、高齢者の治療にも期待されている。

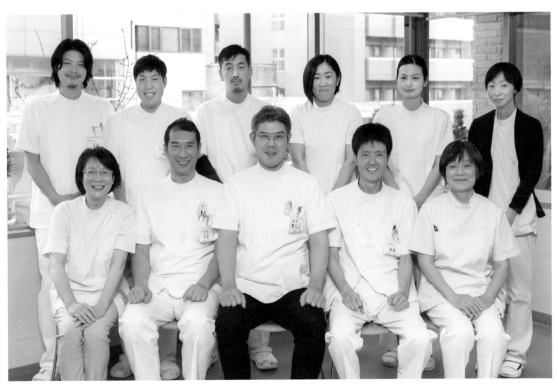

スタッフの皆さん

■ 担当医紹介

院長 大杉 健
<small>おお すぎ けん</small>

profile

1992年愛媛大学医学部卒。広島大学整形外科入局後、広島県立障害者リハビリテーションセンター、松山市民病院、JA尾道総合病院、中電病院、JA広島総合病院などを経て、2002年からいまだ病院勤務。2012年院長に就任。得意分野は膝や股関節。

資格

日本整形外科学会専門医、日本整形外科学会認定運動器リハビリテーション医 ほか。

スポーツ歴

野球（小・中・高校時代）、バレーボール・競技スキー（大学時代）、ゴルフ・テニス・ジョギング（25歳から）

趣味

ゴルフ、愛犬とのジョギング、スポーツ観戦

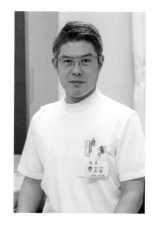

医師をめざしたきっかけは、中学2年生のときに肘関節の離断性骨軟骨炎（りだんせい こつなんこつえん）で手術を受けた経験があったからだ。いわゆる野球肘。手術を受けたときに「野球ができないかもしれない」と言われたが、幸いにも継続できた。そのとき、医師に対する感謝とともに、「けがをした患者さんを治したい」と思うようになった。

医学部に入ったときには、すでに「将来は整形外科に」と気持ちを固めていた。進む診療科を決めたのも同級生では一番先だった。整形外科はアスリートとの関係が深いのも選択理由の一つだった。

医師 中前 敦雄
<small>なか まえ あつ お</small>

profile

広島大学病院整形外科 准教授。
1998年広島大学医学部卒。1999年から広島県立障害者リハビリテーションセンターに勤務。その後、済生会広島病院を経て、2003年広島大学医学部大学院（整形外科）に進む。2005年からノルウェーのオスロスポーツ外傷センターに留学、2006年に広島大学に戻って助教に、2018年講師、2020年4月から准教授。いまだ病院では週1日診察を行っている。

資格

日本整形外科学会専門医、JOSKAS関節鏡技術認定医 ほか。

スポーツ歴

サッカー

趣味

サッカー・野球観戦

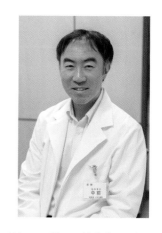

専門は膝関節外科、スポーツ外傷学。大学では、スポーツ外傷とスポーツ復帰に関するテーマで研究。もともとは一般外科が志望だった。大学病院では膝、特に前十字靭帯（ぜんじゅうじ じんたい）損傷（そんしょう）による手術を数多く行っている。好きな言葉は「転んでしまったことに関心はない。そこから立ち上がることに関心がある」

医師 庄司 剛士
しょうじ　たけ　し

profile

広島大学整形外科 助教。
2004年金沢大学医学部卒。その後、広島大学
医学部に入局。2006年に中国労災病院、
2008年から広島市民病院に勤務。2010年に
広島大学病院に戻り、2014年から助教。股関
節が専門。いまだ病院では週1日診察を行っ
ている。

資格

日本整形外科学会専門医 ほか。

スポーツ歴

サッカー、スキー（アルペン競技）

趣味

旅行

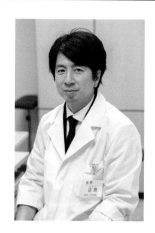

　大学時代にスキー部に所属。アルペン競技（大
回転・回転など）を行う。ダイナミックな手術など
にあこがれて、整形外科、特に股関節を専門にする。
好きな言葉は「今日も生涯の1日なり」

■ スタッフ紹介

きたもと　けんぺい
北本 賢平（理学療法士）（室長）

経歴：柳川リハビリテーション学院卒
スポーツ歴：ラグビー、サッカー
趣味：ランニング

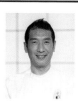

どうげん　たく　お
道源 拓生（理学療法士）

経歴：柳川リハビリテーション学院卒
スポーツ歴：野球、水泳
趣味：スポーツ観戦

せりざわ　ようはん
芹沢 洋帆（理学療法士）

経歴：広島国際大学卒
スポーツ歴：野球
趣味：野球、スポーツ観戦

【理学療法士】

たかぞの　ようこ
高園 陽子
（副室長）

たけうち　だい　き
竹内 大起

ながおか　かりん
長岡 花綸

い　はら　ひでき
井原 英喜

すえざわ　けいた
末澤 敬大

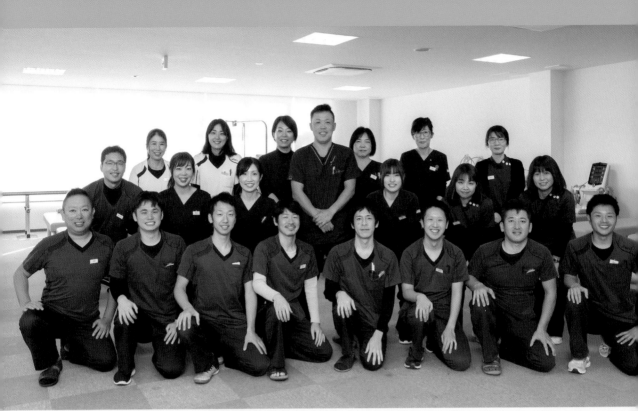

医療法人KOC　金谷整形外科クリニック

確実・迅速な診断をもとにした
ライフスタイルに合わせた医療を提供

ここが強み

- 高精度なMRIを用いた正確な診断体制。
- スポーツ疾患に対する早期治療の開始と復帰時間の短縮。
- 多様なトレーニングマシーン完備によるリハビリの充実。

診療科：整形外科・リハビリテーション科
主な治療（スポーツ）：膝・肘・肩・腰などの外傷とオーバーユースによるスポーツ障害

所在地：安芸郡海田町幸町9-13
TEL：082-822-2070　　HP：http://kanaya-ortho.byoinnavi.jp/pc/
駐車場：35台（クリニック下駐車場21台、第2駐車場9台、第3駐車場〈クリニック横〉5台）

診療時間	月	火	水	木	金	土	日
8：30～13：00	○	○	○	○	○	○	休診
14：30～18：00	○	○	休診	○	○	休診	休診

休診日：日曜・祝日、水曜午後・土曜午後

医院の概要

　地域のかかりつけ医として、さらにスポーツ障害患者の診療・治療にも力を入れている。同院の特徴の一つは、ハード面の充実である。診断面では二重Ｘ線吸収法（ＤＸＡ法）を用いて、最小限の被ばく量で検査が可能な「Ｘ線骨密度測定装置」のほか、1.5Ｔ（テスラ）のＭＲＩ画像診断装置など検査機器も多種多様である。

　治療面では、振動による筋肉への刺激による筋力アップや血液循環を向上させる加速度トレーニング装置の「パワープレート」や浮腰式腰痛治療器のほか、慢性疼痛部位に衝撃波を当て治療する「ショックマスター」も導入している。

　診察室は３つ備え、効率よく診察を行い患者の待ち時間を短縮できるように金谷篤院長がバックヤードを使って移動している。医療クラークや電子カルテも早期から導入している。

診療ポリシー

　「きちんとした診断があってこそ、しっかりした治療を行うことができる」というのが、金谷院長が長年掲げるポリシーである。そのためには早期診断と正確な診断にこだわる。

　導入している1.5Ｔ（テスラ）のＭＲＩ画像診断装置を最大限に活用し、診療当日の検査を心がけている。このＭＲＩは独自の

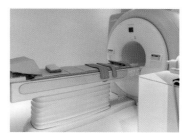

ＭＲＩ画像診断装置

静音化装置によって、静かで開放感のある検査空間を実現している。例えば、スポーツ障害の一つである腰椎分離症も初期にはレントゲンでは分からないことがあるが、ＭＲＩによって早期診断が可能となり、適切な治療を早期に行うことで分離症になる前に骨癒合が得られる。基本的には保存療法に力を入れる。患者の生活環境やスポーツ活動はさまざまであり、それにできるだけ対応するように「治療方法に関しては、より多くの選択肢を提供できるように心がけている」と金谷院長。

　学生たちのスポーツ障害では、早期復帰が求められるため、患部の固定期間も、他の部位の筋肉が萎縮しないように、可能な限り早期にリハビリを開始する。「若者からお年寄りまで、それぞれの患者さんのライフスタイルに合わせた診療・治療を提供していきたい」と金谷院長は強調する。

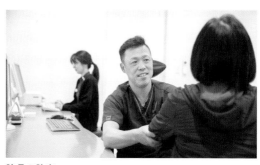

院長の診察

充実したトレーニングマシーン
パフォーマンスの向上に注力

■ MRI画像で回復具合を
定期的にチェック

　念入りに問診し、患者それぞれの背景を探る。レントゲン、超音波、MRI検査などがあり、これらを使って総合的に判断する。レントゲンは骨折などの骨病変の診断に有用で、超音波診断装置は筋肉や靭帯といった軟部組織の病変を手軽に診断でき、損傷筋肉や靭帯の動きをリアルタイムに確認できる。MRIはレントゲンでは診断できない骨病変を早期に診断でき、超音波検査ではとらえることのできない骨で囲まれた関節内病変の診断や、より広い範囲で筋肉や靭帯といった軟部組織も含めて骨病変も同時に早期にとらえることができる。

　検査後、消炎治療をしながら固定して安静にするか、早期のリハビリにするかを決める。早期復帰に向けて大切なのは、患部

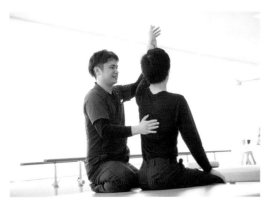
理学療法士による上肢のリハビリ

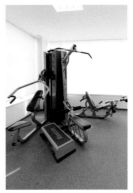
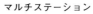
マルチステーション

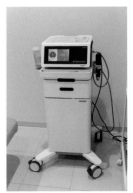
ショックマスター
（衝撃波治療器）

以外の筋肉が萎縮しないように心がけることで、二次的なけがを防ぐのにも有効である。

　若年層のスポーツ障害の場合は高齢者のケースと異なり、運動のし過ぎ（オーバーユース）がほとんどで、疾患や損傷の程度によっても異なるが、単に運動を禁止するのではなく、スポーツ活動に一定の制限をつけながら、治療できないかをいつも考えて診療を行っている。

■ 前十字靭帯損傷の
治療に定評

　勤務医時代から金谷院長が多く治療してきたのが、前十字靭帯損傷である。MRI検査で断裂の形態などを診断するが、保存療法で治癒の可能性がある断裂形態であれば、いずれにしてもすぐには手術できないため待機期間を利用して、積極的に保存治療を行っている。前十字靭帯保護装具を装着し、

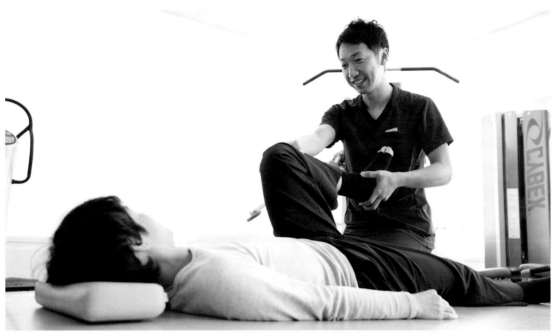

広いリハビリベッドでの下肢のリハビリ

可動域訓練を伸展制限付きで行い、靭帯に負荷がかからないように筋力訓練を行う。2か月目でMRI検査を再度行い、靭帯の治癒傾向を確認する。患者のスポーツ環境などを考慮し、手術を行うか保存治療を継続するかを決める。

　保存療法の場合は、治療開始4〜6か月で保護装具を外しスポーツ復帰となる。断裂部が大きくずれている場合や、治癒傾向のみられない場合には膝専門医がいる専門病院に紹介し手術となる。たとえ、保存治療で治癒しなくても、損傷靭帯をできるだけ保護し少しでもいい状態にすることで、手術になった際でも損傷靭帯を残して再建術（ほかの腱^{けん}などで靭帯を作りなおす）を行う補強術が可能となる。

　「本来ある靭帯を少しでも残せるなら、それがベスト」と金谷院長。

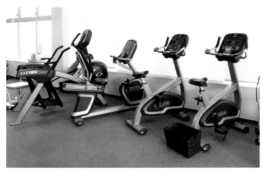

エアロバイクとアークトレーナー

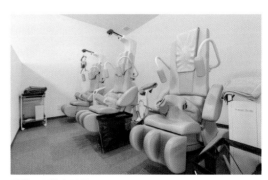

頸椎・腰椎牽引器

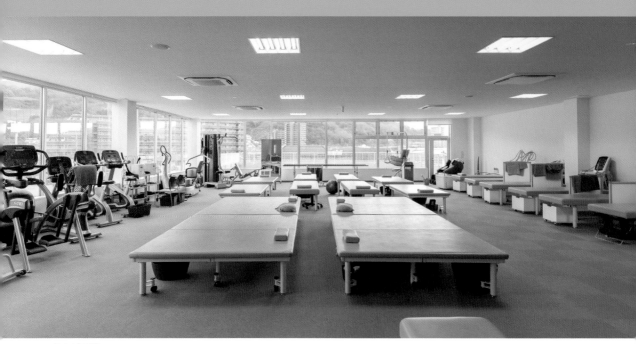

リハビリ室

リハビリも充実。「パワープレート」なども完備

リハビリに欠かせないのが、加速度トレーニング装置の「パワープレート」である。年齢やライフスタイル、身体能力にかかわらず、健康増進に適した振動マシーンだ。加速度トレーニングの理論に基づき、振動が引き起こす体の自然な反応を加速させ、筋力や血液循環、パフォーマンスの向上を実現させている。

さらに加圧トレーニング装置を組み合わせ、年齢やスポーツレベルなどに応じて短時間で効果的な治療を行い、損傷部位の治癒促進や２次的な筋力低下を起こさないようなリハビリ治療を積極的に行っている。「プロテック３」という浮腰式腰痛治療器では、腰から下を宙に浮かせて上半身の重さを取り除き、椎間板内圧を減圧させて痛みを緩和させながら運動療法を行っている。骨盤調整用の治療バンド「リアラインコア」は、腰痛の一因である骨盤の不均衡を矯正し腰痛を改善する。患部を温めて痛みを取る機器の「ホットパック」は、温度調整が簡単で持ち運びにも便利だ。

一般的に運動をしながら治していくのが、膝のオスグッド病で、成長期に主に靭帯付着部が引っ張られて痛みが出る特徴がある。身長が伸びるにつれて、筋肉がそれに伴い引っ張られ、さらに筋疲労が加わることでその伸縮性がなくなる。リハビリを行う場合には、疼痛部の消炎治療だけではなく、筋肉の柔軟性を改善する治療も併用している。

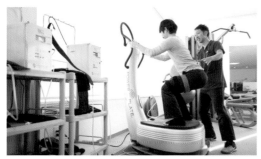

パワープレートと加圧治療器を組み合わせた下肢筋力トレーニング

■ 担当医紹介

院長 **金谷 篤**（かなや あつし）

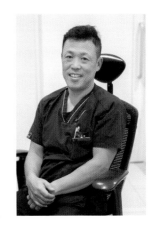

profile

1995年広島大学医学部卒。広島大学医学部付属病院、国立大田病院、広島県立身体障害者リハビリテーションセンター、国立療養所広島病院（現・東広島医療センター）などを経て、ＪＡ尾道総合病院整形外科副医長、済生会広島病院整形外科副医長歴任。2007年広島大学医歯薬学総合研究科大学院卒。マツダ病院整形外科、吉島病院整形外科医長を経て、2013年8月金谷整形外科クリニック開院。

資格

日本整形外科学会専門医、日本体育協会公認スポーツドクター（日本サッカー協会推薦）、日本整形外科学会認定スポーツ医。

スポーツ歴

準硬式野球、スキー

趣味

ゴルフ

　広島大学工学部に入学したが、在籍しながら再試験に挑戦し、同大学医学部に再入学。大学時代、準硬式野球部に所属していたとき、急性腰痛で1週間入院。そのときに担当医を身近に感じた経験が整形外科を目指すきっかけになった。野球部の先輩が多かったのと、当時医局長であこがれていた現・広島大学の越智光夫学長から誘われたこともあり、整形外科に入局した。スキーで膝の内側を痛めた経験も膝に興味を持つきっかけになった。

　関連病院に勤務していたときには、人工関節も含めて膝の手術を多く手がけた。その一方で、違った角度から医療に向き合いたいと「解決型医療」を目指し開業することにした。

■ スタッフ紹介

橋本 和樹（はしもと かずき）（理学療法士）

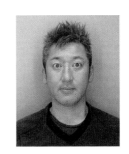

経歴：川崎医療福祉大学 医療技術学部 健康体育学科卒
　　　広島医療保健専門学校 理学療法学科卒
専門スポーツ：ラグビー、サッカー など

- -

さまざまな痛みを訴えられ、日々多くの患者さんが来院されます。症状の改善を図るのはもちろんですが、同じ症状を繰り返さないよう、根本から解決するということを考えて治療を行っています。

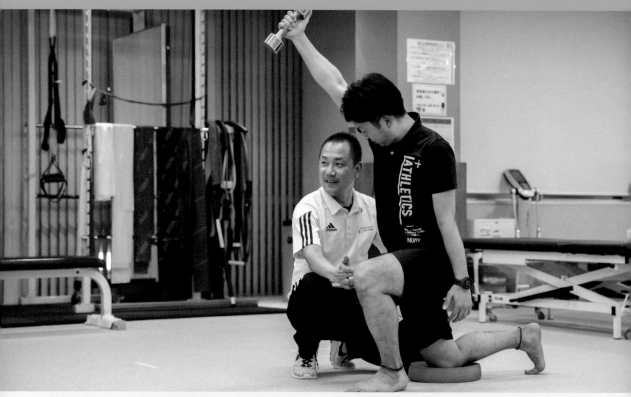

医療法人社団 飛翔会　寛田クリニック (呉整形外科クリニック・福山整形外科クリニック)

スポーツ医療の経験を生かした、運動療法中心の全人的医療を提供

ここが強み

- ●MRIやエコーなどを使った適切・迅速な診断。
- ●最新の再生医療（PRP療法）も提供。
- ●予防医学アスレチックリハビリにも力を入れる。

診療科：整形外科・リハビリテーション科・リウマチ科
主な治療（スポーツ）：膝・肩・腰・関節疾患、外傷など

所在地：広島市南区稲荷町3-20トーレ稲荷町2F
TEL：082-261-7030　　ＨＰ：https://www.hishokai.or.jp/kanda/
駐車場：近隣の有料駐車場をご利用ください

診療時間	月	火	水	木	金	土	日
9：00～12：30	○	○	○	○	○	○	休診
15：00～18：30	○	○	○	○	○	○※	休診

休診日：日曜・祝日
※土曜午後は17:00まで

医院の概要

同院には、大きく分けて「診療部門」「検査部門」「リハビリテーション部門」がある。診療部門では整形外科や内科疾患の治療に限らず、予防医学、スポーツ医学、介護に携わり、日常生活やスポーツ競技への早期復帰をサポートしている。

検査部門では、MRIやX線撮影、超音波（エコー）などによって確かなデータを得たうえで、効果的な治療につなげている。またリハビリ部門では、目的に応じて最適なリハビリテーションを提供。一般患者が不自由のない日常生活を送ることを目指す「リハビリ」とスポーツ選手が競技復帰までをサポートする強度の高い「アスレチックリハビリ」など、目的に応じて行っている。

診療ポリシー

運動を通じてすべての人を健康に導くことを使命にしながら、「良質の医療を最高のホスピタリティで」というスローガンのもと、最強のチームで質の高い医療を提供。

運動療法中心の医療を提供するため、スポーツ医療経験のノウハウを生かしている。この運動療法は、何もスポーツ選手だけに限ったものではなく、高齢者などの一般の患者にも実施している。高い水準のスポーツ医療は、全人的な医療につながる

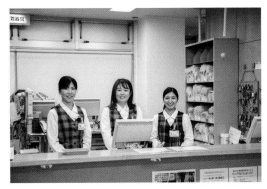

受付

と考えている。

この「全人的治療」のほか、「予防医学」「アンチエイジング」を含めた３つが、同院の診療に取り組むキーワードである。さらに、不調な部分だけを診るのではなく、不調を抱えるその患者自身を丸ごとサポートし、人間が本来持っている自然治癒力を高める「統合診療」にも力を入れている。

介護では、介護予防用のリハビリにも尽力し、要支援や要介護にならないためのリハビリを行っている。「予防医学」に関して「運動型」のものとしては、同院の施設が広島県内の第１号施設として疾病予防施設指定されている。

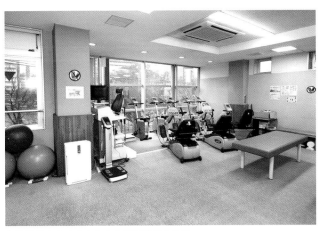

心肺機能を高めるための有酸素機器も設置

アスレチックリハビリなど
「スポーツ医療」を生かした医療提供

最新の検査機器を用いて、患者の負担を軽減

迅速かつ的確な診断に力を入れている。X線撮影やMRI、超音波（エコー）による診断によって、確かなデータを取得し、効果的な治療につなげている。検査の正確性はもとより、患者の負担をできるだけ軽減するため、院内でのスムーズな移動や心のケアまで配慮する。

MRIでは、シングルピラー構造によって開放感がある、患者への負担が少ない「ワイドオープン型MRI」を採用。広い間口のため、子どもの見守りも容易で、だれでも安心して検査を受けることができる。

具体的には、X線検査では見つけにくい筋肉、腱、靭帯の損傷や骨内の出血、椎間板や半月板などを映し出すことができる。磁気を用いた検査のため、X線被ばくがないのも特徴である。画像データの収集のために、

X線撮影などに比べて検査時間は長くなるが、従来型と比較するとかなり短時間でできるようになった。

最近力を入れているのが、エコーによる診断と治療。MRIに比べて、患部の動きを診ることができ、患者にその動きを見せながら説明もできる。とりわけ、足関節の捻挫や靭帯の損傷、肩腱板の損傷など、実際に動かしながら痛みの場所と程度を診断できる。

最近では、理学療法士による組織間の癒着をとる徒手療法に加え、必要に応じてエコーを用いて生理食塩水で「慢性痛」を改善する治療も行っている。

PRPによる再生医療も力を入れる

近年、プロスポーツ選手などの治療としても注目を浴びているのが「PRP（多血小板血漿）療法」である。患者自身の血液を

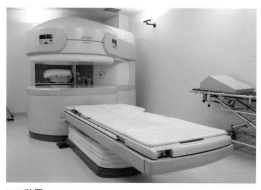
MRI装置

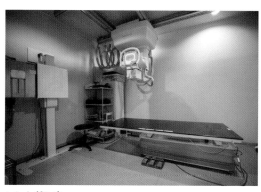
レントゲン室

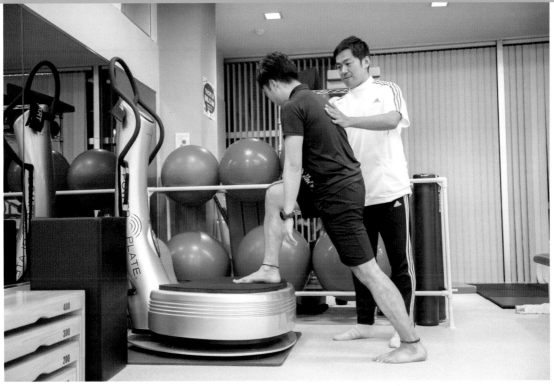

パワープレート（３次元ハーモニック振動®）を使って若年層～高齢者まで、幅広くリハビリに活用している

遠心分離してつくられる PRP を用いて行う治療である。関節痛に対してこれまではヒアルロン酸投与や最終的には手術などが中心だったが、その間をうめる関節の痛みに特化した再生医療、次世代PRPの「APS®療法」が実施できるようになった。同院では現在、関節外に適応される PRP「ACP®」を実施しており、関節内に適応される「APS®」の認可申請中である。

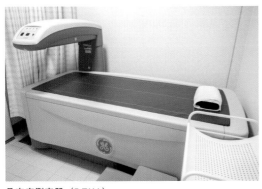

骨密度測定器（DEXA）

PRP 療法とは、自分の血液中に含まれる血小板の成長因子が持つ組織修復能力を利用し、本来備わっている患者自身の「治る力」を高め、治癒を目指す再生医療だ。患者自身の血液から抽出した成分を、傷んだ部分（関節内・外）に直接注射するものだが、痛みの抑制と治癒が期待できる新しい治療である。

元々は、皮膚科の難治性皮膚潰瘍や褥瘡（床ずれ）、やけど、糖尿病の人の壊疽、歯科の歯槽骨や歯肉の再生促進に使われていたが、海外では、2000 年頃からサッカー選手やメジャーリーガー、プロゴルファーのけが治療などに PRP 療法が使われ、国内でも整形外科分野でスポーツなどによる肘や膝の痛み、腱や筋肉の損傷などで、ステロイド剤を使わない新しい治療法として注目されている。

リハビリに「ドイツ徒手医学」「スパインダイナミクス療法」も採用

同院では目的に応じた最適なリハビリテーションを提供している。リハビリは痛みを和らげたり、体の機能を回復させたりする効果がある。

同院が取り入れているのが、「ドイツ徒手医学」「スパインダイナミクス療法」である。ドイツ徒手医学は、唯一医学として体系づけられた治療方法で、ドイツの医師によって設立され、世界サッカー連盟（FIFA）に医事委員として参加するなど先端医学の1つである。マッサージやストレッチで筋肉や軟部組織の緊張を緩和したり、関節の可動域を改善したりするなど、体の状態を診ながら治療する。

同院では多くの認定インストラクターが在籍し、教育プログラムを実践。アスリートに対しても成果を挙げている。

「スパインダイナミクス療法」は、慢性痛に共通する脊柱機能障害の評価・治療を行うもので、数多くのスポーツ選手に認められている。

強度の高い「アスレチックリハビリ」も取り入れる

ジャンプやダッシュなどのスポーツに必要な動きを、正しい体のバランスで行えるよう指導するのが「アスレチックリハビリ」である。個人ごとの癖や筋肉の動き、柔軟性に合わせてプログラムを作成し、スポーツ選手が競技復帰するまでサポートしている。

またその土台となる足部のバランスを整え、骨格を適正な位置に正すことによって、関節の痛みを和らげたり、スポーツ選手のパフォーマンスを向上させたりする効果があり「インソール」も作製している。

同院では、トレーナーの陣容が充実しており、ハイレベルなトレーニングプログラムを提供し、プロスポーツチームはもとより、実業団や社会人、学校のクラブなどにもトレーナーを派遣している。筋力アップや瞬発力アップのためのプログラムを作成・指導を行っている。その上で、けがの予防やリハビリなど、コンディショニングのサポートも行いながら、ベストパフォーマンスを発揮できるように支援している。

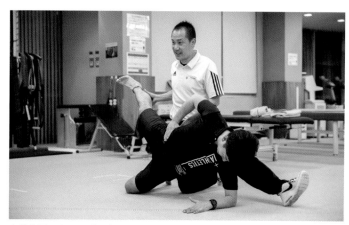
自重を用いたコーディネートトレーニング

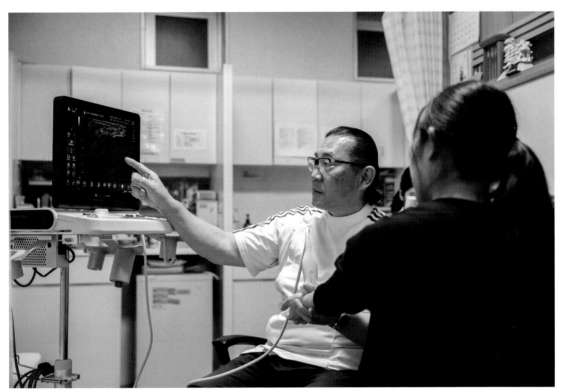

院長の診療

■ 担当医紹介

理事長・院長 **寛田 司**
（かんだ　つかさ）

profile

1982年東海大学医学部卒。広島大学医学部整形外科教室入局、広島県立障害者リハビリテーションセンター、マツダ病院、厚生連吉田総合病院などを経て、1995年同クリニックを開院。元サンフレッチェ広島ＦＣチームドクター。広島ドラゴンフライズチームドクターなど。

資格

日本整形外科学会認定医、日本リハビリテーション学会臨床認定医、日本医師会認定健康スポーツ医、広島県サッカー協会医事委員長・理事など。

スポーツ歴

大学時代にサッカー部とアメリカンフットボール部に所属

東海大医学部を目指したのは、学内に医学部と体育学部があったからだ。卒業後、広島大学整形外科教室に入局したが、当時はまだ「スポーツ医学」の言葉も認知されていなかった。スポーツ外来もなかった。その後、元カープの津田恒美投手と出会い、検査のサポートをした。チームドクター制度がなかった時代、カープの選手たちを診察したり、サンフレッチェ広島の試合に同行したりした。

趣味

音楽鑑賞、筋トレ、スポーツ選手のサポート

飛翔会関連病院

■ 呉整形外科クリニック 呉市宝町2-50 レクレ4F　TEL 0823-32-6611

当院では、一人ひとりの患者様、利用者様の期待に応えるべく、医療・介護予防（通所リハビリ）を行っていきます。
また、併設していますメディカルフイットネスクラブ ウイング呉とも連携を図り、健康増進にも取り組んでいきます。
スタッフ一同、呉地域の皆様のために全力を尽くします。

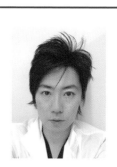

院長 長尾 彰（なが お あきら）

profile

1982年広島大学医学部卒。市立八幡浜総合病院、広島県立障害者リハビリテーションセンター、国立大田病院、吉島病院、公立世羅中央病院、本郷中央病院を経て、2005年同クリニック院長就任。

資格

日本整形外科学会認定医・スポーツ医・リウマチ医、日本体育協会スポーツ医、日本リハビリテーション学会臨床認定医、日本整形外科学会・日本リハビリテーション学会、関節鏡学会・日本手の外科学会、股関節学会・日本リウマチ学会。

スポーツ歴	趣味
スキー、水泳、トライアスロン	ゴルフ、映画鑑賞

■ 福山整形外科クリニック 福山市神辺町川北1533 フレスポ神辺モール内　TEL 084-960-3030

2020年4月で当院に赴任して3年目を迎えます。お陰さまで、多くの患者様に来院いただきスタッフ共々感謝しています。
当院ではまず迅速かつ的確な検査のうえ、より確実な診断に至るよう日々心掛けています。診断後、治療は 1. 投薬、注射治療、2.理学療法士による運動療法（保存療法）が主となります。ただし1、2などの保存療法で効果が上がらない場合や、手術が必要な場合は近隣の連携病院に紹介させていただきます。また、当院では手術後の方のリハビリテーションも行い、治療だけでなく患者様にあわせたオーダーメイドの予防医療や運動療法を行っています。
これからも来院される患者様に最適な医療を提供し、また栄養指導、運動習慣などライフスタイルの改善なども提供できるよう研鑽、努力を惜しまず、スタッフ一丸となって尽力してまいります。
"いつもの先生ともっとつながる"オンライン診療もぜひご利用ください。

院長 古川 陽介（ふる かわ よう すけ）

profile

2008年東海大学医学部卒。特定医療法人 竜操整形外科病院、川崎医科大学総合医療センタースポーツ・外傷外科学 講師を経て、2018年同クリニック院長就任。

資格

整形外科専門医、日本整形外科学会認定スポーツ医、日本整形外科学会認定リウマチ医、日本整形外科学会認定脊椎脊髄医、日本整形外科学会認定運動器リハビリテーション医、日本リハビリテーション医学会認定臨床医、日本体育協会公認スポーツドクター、JFE スチール福山バスケットボールチームドクター。

スポーツ歴	趣味
水泳、フットサル、サーフィン	work out

■ スタッフ紹介

蛯江 共生 (理学療法士、JPSA障がい者スポーツトレーナー、JSPO-AT)
（えびえ　ともお）

経歴：中京大学体育学部 体育学科卒、福井医療技術専門学校 理学療法学科卒
専門スポーツ：車いすテニス
担当：一般社団法人日本車いすテニス協会トレーナー部（2000年〜）

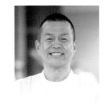

飛翔会グループの理念である『良質医療を最高のホスピタリティで』を念頭に置き、患者さん一人ひとりのライフスタイルに合わせた目標を共有し、リハビリプログラムを共に進めて行けるよう、心掛けています。

東谷 年記 (理学療法士)
（ひがしや　としき）

経歴：昭和大学医療短期大学 理学療法学科卒
専門スポーツ：バスケットボール、野球
担当：広島ドラゴンフライズアシスタントトレーナー、3×3広島スリストム、
　　　呉港高校男子バスケットボール部、清水ヶ丘高校女子バスケットボール部、
　　　広島県ジュニア選抜男子バスケットボールトレーナー（2014年〜）

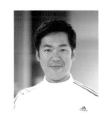

相手の気持ちを考え理解し、自分にできることを最大限に全力で発揮し、一人ひとりの患者さんの状態に合わせてリハビリプログラムを提供していくことを大切にしています。

田畑 政光 (トレーナー)
（たばた　まさみつ）

経歴：広島YMCA専門学校 社会体育科卒
専門スポーツ：サッカー
担当：広島山陽高校サッカー部（2003年〜）、広島国体少年サッカー（2015年〜）

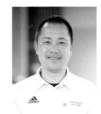

「痛み」「悩み」「喜び」と患者さんはいろいろな想いを持たれています。私は患者さんと共感することを心掛け、リハビリを行っています。そして最高のパフォーマンスを発揮できるよう運動指導にも力を注いでいます。

新井 美由紀 (スポーツトレーナー、柔道整復師)
（あらい　みゆき）

経歴：IGL医療福祉専門学校卒
専門スポーツ：バスケットボール、バレーボール
担当：大野石油女子バレーボールチームトレーナー（2017年〜）

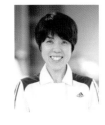

患者さん・選手の早期の復帰やパフォーマンス向上のために、対処療法でなく、根本的な痛みの原因を動作より見出し明確にした上で、治療手順やトレーニング方法を共有し、一緒に進めていくことを大事にしています。

正田 哲久 (理学療法士)
（しょうだ　てつひさ）

経歴：大阪河崎リハビリテーション大学 リハビリテーション学部 理学療法学科卒
専門スポーツ：バスケットボール
担当：広島ドラゴンフライズアシスタントトレーナー
　　　広島県成年男子バスケットボールトレーナー（2016年〜）
　　　英数学館高等学校男子バスケットボール部トレーナー（2017年〜）
　　　JFEスチール福山バスケットボール部トレーナー（2018年〜）

患者さんが安心してリハビリができるように、患者さんに対して状態と今後の展望を十分に説明し、目標を共有することを大事に日々リハビリを行っています。

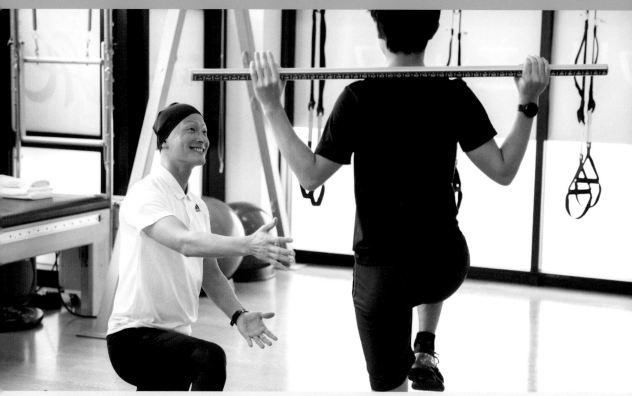

医療法人社団ライフアスリート　高陽整形外科クリニック

スポーツ医学の考え方を導入し、健康的で活動的な生活を目指す

ここが強み

- 外部のスポーツチームにトレーナーを数多く派遣。
- アスレチックリハビリによる再発予防と早期競技復帰。
- ハイドロリリースなど、エコーを使った診断・治療の充実。

診療科：整形外科・スポーツ整形外科・リハビリテーション科
主な治療（スポーツ）：膝・肩・腰・足疾患、スポーツ障害、外傷

所在地：広島市安佐北区口田南8-14-13
TEL：082-841-0015　　ＨＰ：https://lifeathlete.or.jp/
駐車場：26台

診療時間	月	火	水	木	金	土	日
9：00〜12：30	○	○	○	○	○	○	休診
14：30〜18：00	○	○	○	○	○	○※	休診

休診日：日曜・祝日
※土曜午後は14：30〜16：30

医院の概要

　同院には1日400人近い患者が訪れ、このうちスポーツ障害の患者は180〜200人程度である。スタッフは約50人で、理学療法士（PT）は16人を抱えている。

　力を入れているのがスポーツ障害。スポーツによる繰り返しの動作で、体に微弱な負荷が一定期間加わり、痛みや機能障害などが慢性的に続くことである。一度発症すると疼痛などの症状が持続し、長期間スポーツ休止を余儀なくされるため、予防が大切である。初期の段階で適切な処置やケアを行うことにより、症状の長期化を防いでいる。代表的な疾患としては、リトルリーガーズショルダー、野球肘、ジャンパーズニー、オスグッド病などが挙げられる。

診療ポリシー

　法人名である「ライフアスリート」。「ライフ」は、生活、生涯、人生を意味し、「アスリート」は、スポーツをする人、ADL（日常生活動作）に満足することなく、健康的かつ活動的な生活を目指す人を意味する。同院では「ライフ」と「アスリート」を組み合わせ、スポーツ競技者のみではなく、高齢者もスポーツ選手のように、健康で生き生きとした人生を送ってもらいたいと考えている。

　単に痛みを取り除くだけでなく、再発予防、健康維持までの手伝いをすることが、

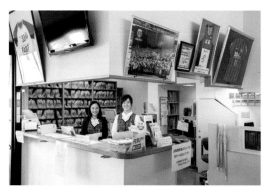
トップアスリートのユニフォームが飾られた受付

スポーツ医学の考え方を利用した治療であり、一般的な整形外科よりも確実な診断・治療、早期復帰を目指している。一生涯を健康で元気よく活動的に生きられるように、スポーツ医学の考え方を、スポーツを行っていない人や高齢者にも役立てていきたいと考えている。

　患者に対して、思いやりのある行動をとり、日進月歩の医療に対応すべく常に向上心を持ち、元気よく気持ちのこもった診療を心がけている。思いやりの心を磨き続けると共に、進歩する医療の知識・技術の習得に日々全力を尽くしている。

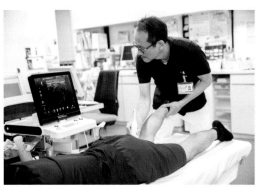
超音波（エコー）検査を使って筋損傷をチェック

医療のプロ・健康のスペシャリストが
マンツーマンで指導

エコーを用いた「ハイドロリリース」

超音波診断装置（エコー）の先端に専用ゼリーを塗り体表に当てることで、先端から発生する超音波により患部をモニターに描出し、エコー診断を行っている。主に肩の腱板、軟骨、筋肉の状態をチェック。詳細はレントゲン、MRIなどの検査を併用し、診断している。

運動器エコーでは、筋肉、靭帯、神経などの軟部組織をリアルタイムで観察し、診断や説明をすると同時に治療も行っている。肩こりやぎっくり腰には、リアルタイムのエコー画像を確認しながら、筋肉の間に生理的食塩水を注射し、硬くなった筋膜や癒着している筋膜を剥がし、「筋膜性疼痛」を改善するハイドロリリース（筋膜リリース）も有効である。癒着している筋膜の間を剥がすことで、筋肉の動きがスムーズになり疼痛や可動域が改善することも多い。外傷後・手術後などの神経の癒着による しびれ・疼痛にも効果がある。

アスレチックリハビリテーションとFMS評価法の採用

スポーツ選手に対するリハビリテーションは、外傷・障害を負った部位の治療に加え、さまざまなスポーツ特有のダイナミックな正しい動きを身につける必要がある。同院では、個人の動きのくせを分析する評価システム（Functional Movement Screen®）を使って、体の硬化または弱化した部分を分析し、修正する運動療法を実践している。

正しい動きを身につけることで、競技復帰後の再発予防をサポート。スポーツパフォーマンスの向上、肥満・高血圧の改善や予防、健康維持、ダイエット、スタイルの改善や維持など個人の目的に合わせたオーダーメイドリハビリテーションを提供している。

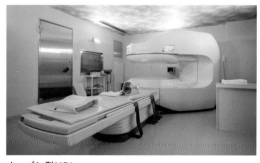
オープン型MRI

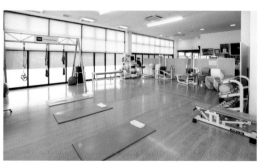
広々としたリハ・トレーニング室

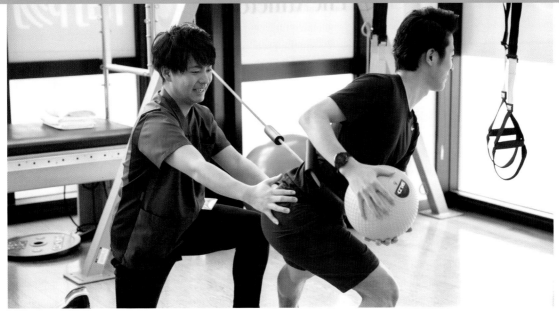

競技に特化したトレーニングプログラムを指導

3つのコースによる「パーソナルトレーニング」

　専属のパーソナルトレーナーがさまざまな運動機能を測定し、体の弱点を確認。その結果によって、体の弱点を解消する施術・運動をマンツーマンで指導している。体力に自信のない人や足腰の弱い人でも、無理のないプログラムを立てて実践している。

　「コンディショニングコース」とは、体の調子を整えることを目的とした運動。体の状態に合わせた運動を処方することで、より良い状態に導いている。「ボディチェックコース」では、目標を設定する前に現在の状態を知ることが重要である。自身の運動能力を把握し、弱点を補うのか、より良い強化を目指すのかを判断する。フローチャートで分かりやすく評価を伝え、個人プログラムを作成している。

　「トレーニングコース」は、主にアスリート向けに設立されたコース。けがの予防だけでなく、コンディションの改良、パフォーマンスアップを目指している。流行りのトレーニングではなく、それぞれのアスリートの動きや能力に合わせたトレーニングを処方、最短ルートで効果を出している。

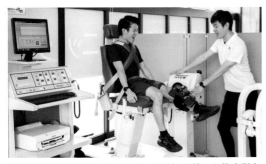

筋機能評価運動装置（バイオテックス）を使った筋力測定

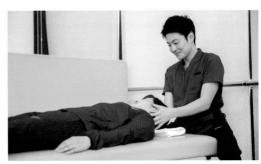

西洋医学に基づいた徒手的治療

■ スタッフ紹介

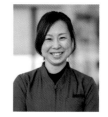

清水 愛（しみず あい）（トレーナー、NPO法人リアルアスリート理事長）

経歴：広島YMCA健康福祉専門学校社会体育科卒
専門スポーツ：サッカー
担当：広島文教大学付属高校サッカー部、広島県国体女子サッカー（2016年）ほか

とにかく患者さんや選手の笑顔が見たいです。けがをした選手が悔いだけでなくリハビリを通じてその選手の何か支えになるような取り組みがしたいと、いつも考えています。スポーツ現場では復帰する際に実際に立ち会えるのもやりがいの一つです。

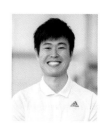

小下 啓太（こしもと けいた）（柔道整復師、運動器リハビリテーションセラピスト）

経歴：IGL医療専門学校
専門スポーツ：サッカー、スキー、ゴルフ
担当：高陽東高校サッカー部（2008〜2013年）、広島修道大学サッカー部（2010〜2012年）、
　　　安芸府中高校サッカー部（2014〜2016年）

現在、当院にてパーソナルコンディショニングを担当しており、痛み症状から健康維持・予防、スポーツ動作改善まで幅広く対応しています。利用者様のスポーツ動作改善・向上のニーズに応え、一緒に喜びを共有できるこの役割にとてもやりがいを感じています。

増田 拓（ますだ ひろし）（理学療法士、スポーツ協会公認アスレティックトレーナー、
　　　　　　日本障がい者スポーツ協会公認スポーツトレーナー）

経歴：藍野大学医療保健学部理学療法学科卒
専門スポーツ：テニス、車いすテニス、サッカー
担当：一社）日本車いすテニス協会専任トレーナー、
　　　広島県国体少年男子ソフトテニス（2013〜2017年）、
　　　広島経済大学サッカー部（2014年〜）

アスリートを支援してきたノウハウを医療現場で実践しています。痛みを抱えながら運動する不安を解消し、どんなスポーツにも共通する身体づくりやコンディショニングを提供します。年齢や性別、障害の有無にかかわらずスポーツを楽しんでいただけるようにサポートします。

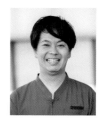

大原 将平（おおはら しょうへい）（理学療法士、日本サッカー協会公認キッズリーダー）

経歴：広島医療保健専門学校理学療法学科卒
専門スポーツ：サッカー、ゴルフ、野球
担当：崇徳高校サッカー部（2013年〜）

可能な限り、症状や動きの崩れの原因を発見し、修正していきます。さまざまなスポーツ選手に適切な動きの取得、競技レベルに応じた機能改善を目標としています。ジュニア〜トップアスリートまで幅広く対応します。

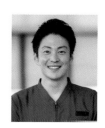

金田 和輝（かねだ かずき）（理学療法士、日本障がい者スポーツ協会公認スポーツトレーナー）

経歴：藍野大学医療保健学部理学療法学科卒
専門スポーツ：水泳
担当：日本身体障がい者水泳連盟技術支援員

水泳は体幹がとても重要で、競技力と障害予防のどちらにも影響しています。流行りの体幹トレーニングでは正しく行わないと無理をして逆に痛めてしまう場合もあります。当院ではご自身に合ったトレーニング方法を提供しています。

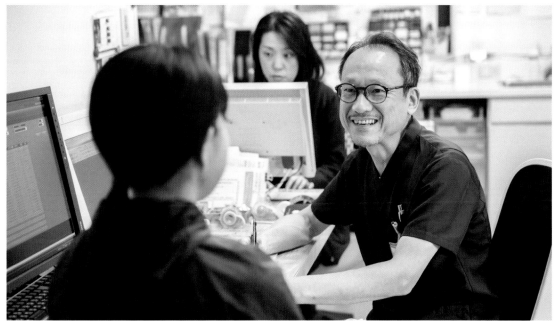

院長の診療

■ 担当医紹介

理事長・院長　今田 岳男
（いまだ たけお）

profile

1989年福岡大学医学部卒、広島大学医学部整形外科入局。中電病院整形外科、厚生連吉田総合病院整形外科、千代田中央病院整形外科部長、広島共立病院整形外科、加計町国民健康保険病院（現・安芸太田病院）整形外科部長を経て、2001年高陽整形外科スポーツクリニック院長。2018年から医療法人社団ライフアスリート「高陽整形外科クリニック」理事長。

資格・所属学会

日本整形外科学会専門医、日本整形外科学会スポーツ医、日本体育協会公認スポーツドクター。日本整形外科学会、日本関節鏡・膝・スポーツ整形外科学会、日本整形外科スポーツ医学会、日本臨床スポーツ医学会、日本整形外科超音波学会、日本運動器学会、日本肩関節学会など。

スポーツ歴

小学校から大学時代までサッカー

厚生連吉田総合病院整形外科に勤務時代、ちょうどJリーグがスタートし、サンフレッチェ広島の練習場が吉田町に決まったときだった。もともとスポーツ医学にも興味があったこともあり、赴任先は変わったが、吉田総合病院の2年目から2016年までサンフレッチェ広島チームドクターとしてチームを支えてきた。

学生時代にずっとサッカーをしていた経験もあり、小学生からトップアスリートまで、あらゆるカテゴリーのスポーツ外傷や障害からの早期復帰の手伝いをしたいと考え、さらには再発予防までの継続したサポートが大切というのが持論である。

また、吉田総合病院や広島共立病院などで、数多くの腱板断裂などによる肩の手術を経験してきた。

趣味

スポーツ観戦（プロ、アマ問わず）、観劇

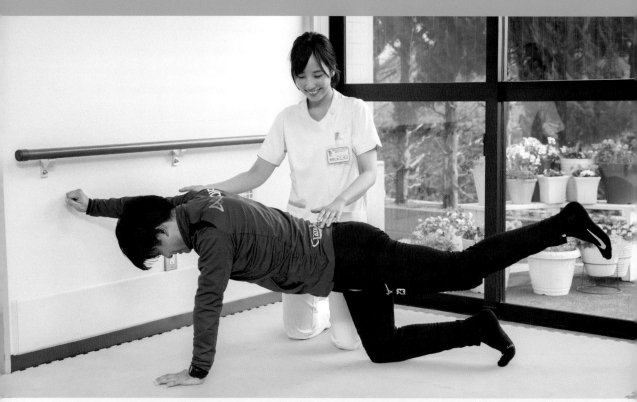

こばやし整形外科クリニック

子どもから高齢者までのスポーツによるけがに対して、患者のニーズに沿ったケアを提供

ここが強み

- スポーツによるけがの正しい診断と治療を提供。
- 信頼できる近隣病院との連携で手術治療も提案。
- 地域に愛される癒しのクリニックを目指す。

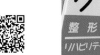

診療科：整形外科・リハビリテーション科
主な治療（スポーツ）：四肢の骨折や脱臼、捻挫、靭帯損傷、野球肘・
　　　　　　　　　　　肩などのスポーツ障害
所在地：東広島市黒瀬町楢原788-1
TEL：0823-83-0101　　ＨＰ：https://kobayashi-seikeigeka.jp/
駐車場：35台

診療時間	月	火	水	木	金	土	日
9：00〜12：30	○	○	○	○	○	○	休診
14：30〜18：00	○	○	休診	○	○	休診	休診

休診日：水曜午後・土曜午後、日曜・祝日

医院の概要

地域医療に貢献したいと2018年5月に開業。しかし、その2か月後に平成30年7月豪雨が同地区を襲った。同院には復旧作業中の外傷患者が多数来院。患者の待ち時間が長くなる中、誰一人不満を口にされる方はいなかった。地元の方々のやさしさに触れ、ますます地域のために尽力しようと心に誓った。当時のことは医療連携を行っている呉医療センター・中国がんセンターの広報誌「波と風2018年10月号」にも掲載された。

同院には整形外科のほか、リハビリテーション科も設置。スポーツ疾患を始め、外傷や慢性疾患患者も積極的に診察している。県道34号線（矢野安浦線）、国道375号線、東広島呉自動車道など交通のアクセスも良く、地域住民のみならず、近隣市町村からも多数の患者が来院している。

診療ポリシー

同院は地域の人たちに、安心・安全な整形外科治療を提供できるように尽力している。細やかな問診、診療放射線技師による的確なレントゲン撮影、丁寧な診察がモットー。必要と判断すればCTやMRI検査を近隣の提携病院に依頼している。

まずは正しい診断を行うこと、そして病状や今後必要となる治療の説明を十分に行うことが、患者との信頼関係を築く上で何より大切であると考えている。不安を取り除くことが延いては治療への早道に繋がると考えているからだ。また、多くの患者に健やかな生活を送ってもらえるようにと予防医学が大切との考えを重視している。

総合病院で膝関節外科を立ち上げて以降、

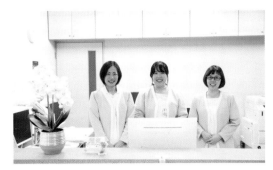
受付

膝の手術を2000例ほど手がけてきた。関節鏡手術1400例（うち膝の靭帯再建術は約200例）、人工関節置換術400例、このほかにも大腿骨や脛骨の骨切り術といった脚の向きを調整する手術や膝関節周囲骨折など外傷の手術も多数行ってきた。今でも当時の患者が小林健二院長を慕って県内外から同院を訪れる。「当初は開業してメスを置くことに迷いもあったが、手術は後輩に託し、地域の人たちに役立つ医療に全力を挙げたい」と院長。

このポリシーを具現化させるために理学療法にも力を入れている。その理由は「身体に障害を持つ方やけがやスポーツ障害で困っている患者さんが多く、開業後すぐにその需要の高さを感じたから」とのこと。健康を維持していくためには、体力の維持が一番大切。そのためにも生活習慣の見直し、特に運動を生活に取り入れて行くことが大切であることを患者に説く。

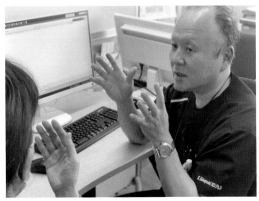
「丁寧な診療と説明を心がけています」と小林院長

地域に愛される癒しとなるクリニックを目指す

オーバーユースの患者にも積極的に対応

同院には子どもや若者の競技スポーツから、壮年期、お年寄りの趣味のスポーツによるけがまで、さまざまな疾患の患者が来院している。

「スポーツによるけがの治療を行う上で大切なことは、悪化させないこと」と院長。骨折や脱臼、捻挫といったいわゆる1回の大きな外力によるけが（スポーツ外傷）に対しては、急性期の十分な局所の安静、冷却を行い、局所の回復を待って徐々にスポーツ復帰を促していく必要がある。手術が必要かどうかの判断も重要だ。

またスポーツ中の繰り返しの動作で起きるけが（スポーツ障害）は、競技により多種多様である。テニス肘や野球肘、野球肩、シンスプリント、腰椎分離症、疲労骨折などがこれに含まれる。本人の柔軟性などの身体的特徴も発症因子となりうる。いずれも競技の休止や原因となる動作の改善が必要となる。

同院理学療法士による運動療法を中心に、鎮痛剤の経口投与や局所へのステロイド剤の注射などの薬物療法、筋緊張を緩める物理療法、関節の可動性を制御する装具療法など、各種治療を組み合わせながら、個々の状態に応じた治療を行っている。

「患者さんが求めているスポーツ像をきちんと把握し、それが実現可能な状態に戻してあげることが最も大切。スポーツを一生涯の楽しみや生き甲斐として捉えている高齢の患者さんも多い。どうすれば楽しく続けていけるのかを一緒に考えていきたい」と院長。

経験のある理学療法士による徒手治療と充実したリハビリ機器

「リハビリテーションは理学療法士による徒手の治療が最も重要」と院長は強調する。スポーツによるけがは、運動習慣や環境因子も大きな要因となっていることが多く、患者との良好なコミュニケーションは必要不可欠。同院の理学療法士は、言わば運動療法のプロ。常日頃から笑顔を絶やさず患者に向き合う。何気ない会話の中から疼痛や障害の原因を推察し、運動療法を通じてその箇所を確認し、それら一つひとつを解決に導いていく。筋肉の過緊張を緩めたり、関節可動性を向上させ身体バランスを整えたりするのはもちろんのこと、競技

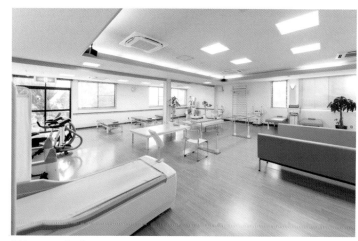
明るいリハビリ室

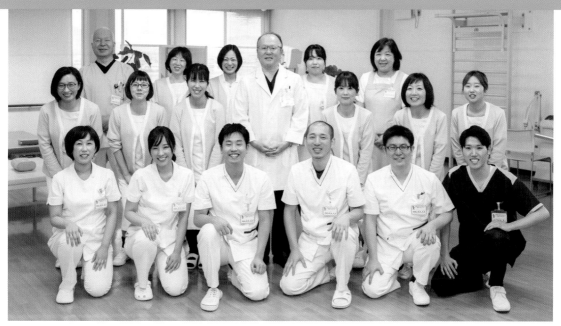

スタッフ一同、地域に愛されるクリニックを目指します

復帰による再発を極力抑えることへのアドバイスも行っている。また患者一人ひとりの状態をさまざまな視点から理解するために、多職種によるリハビリテーションカンファレンスを定期的に行っている。個々の患者に最適な治療を施すための努力に妥協はない。

また機械による物理療法を好む患者に対応すべく、効果的な牽引が可能な「スーパートラック ST-1L」や、さまざまなマッサージ効果の得られる「アクアタイザー QZ-240SG」などリハビリ用の機器も充実している。

大学とも協力しながら 地域貢献

整形外科領域において運動療法は、疼痛軽減や疾病進行予防において大変有意義なものであることが明らかになっている。同院には近隣の広島国際大学の大学院生が勤務しており、このたび同大学と共同研究を行うことが決定した。互いに地域医療に貢献したいという強い思いからこの計画が浮上し、現在その実現に向けての模索を続けている。

地域住民のスポーツ活動への共同参画を通じて、運動能力の向上を図ることはもちろんのこと、疾病予防にも寄与できるものと考えている。また黒瀬地区には、ランニングやストレッチなどを行うフィットネス施設が少ない。もっと運動をしたい人向けの「体操教室」や高齢者のけがの予防を目的とした「骨の教室」など、地域に役立つ教室が提供できればと考えている。

「大学との発展的な関係を構築し、質の高い医療を今後も地域の皆さまに提供していきたい」と小林院長は語る。

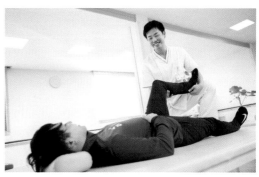

リハビリテーションの様子

■ スタッフ紹介

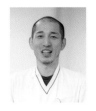

末永 洋平（理学療法士）
すえなが ようへい

経歴：独立行政法人国立病院機構呉医療センター附属
　　　リハビリテーション学院理学療法学科卒

症状により仕事や日常生活が送れないなど、患者さんはさまざまな不安を抱えてお過ごしです。その不安が一つでも解消され、患者さんとまたその周りの方々が「しあわせ」で「笑顔」になれるように取り組んでいます。

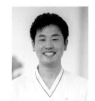

曽利 洋平（理学療法士）
そ り ようへい

経歴：県立広島大学保健福祉学部理学療法士科卒

安全かつ安心の医療を第一に考えています。その上で医療の質の向上に努め、患者さんと一緒になって治療に向き合うようにしています。「あなたとリハビリをしたい」と言ってくれる患者さんのお心遣いが何よりの励みです。

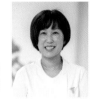

原田 亜矢（理学療法士）
はらだ あや

経歴：独立行政法人国立病院機構呉医療センター附属
　　　リハビリテーション学院理学療法学科卒

患者さん一人ひとりの気持ちに寄り添い、誠実な対応ができるように心がけています。患者さんの不安な表情が少しずつ笑顔に変わる瞬間は、信頼していただけたのだとやりがいを感じます。これからも地域の皆さまのお役に立てるよう努力していきたいです。

山下 智子（理学療法士）
やました ともこ

経歴：広島国際大学保健医療学部理学療法学科卒

日々の臨床では、できるだけ患者さんの不安を取り除き、前向きな気持ちで治療に取り組めるように心がけています。また常に最新の医療が提供できるように、知識や技術のアップデートに励んでいます。患者さんが良くなったと実感された際の笑顔が何よりのやりがいです。

小西 玲依（理学療法士）
こにし れい

経歴：広島国際大学保健医療学部総合リハビリテーション学科卒

理学療法士は身体の動きを見ることを得意とします。生活の中でお困りの症状やお悩みについて身体の関節や筋肉の使い方から一緒に考え、ご自身の身体と一緒に理解することで解決策を導き出すことを目標としています。

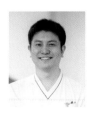

渡邉 五郎（理学療法士）
わたなべ ご ろう

経歴：国際医学技術専門学校理学療法学科卒

来院された方と不調を治して今後どうなりたいかを共有することを大切にしています。一人ひとりの活力向上と、医療を含めた安心が地域の活性化に繋がります。当院での理学療法の提供を通して、そのお手伝いができれば最高だと思います。

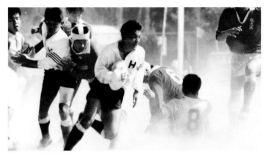

広島大学医学部ラグビー部キャプテン時代

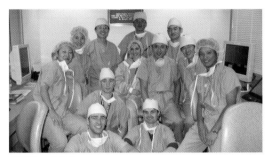

留学先の手術室

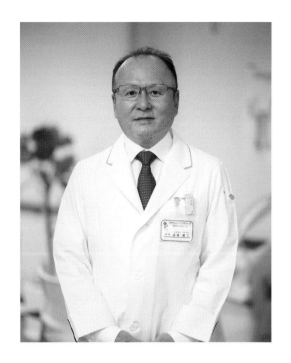

■ 担当医紹介

院長 小林 健二
<ruby>小林<rt>こばやし</rt></ruby> <ruby>健二<rt>けんじ</rt></ruby>

profile

1992年広島大学医学部卒。同大学病院研修の後、中国労災病院勤務。その後、済生会広島病院を経て、1997年広島大学大学院。2003年米国ピッツバーグ大学客員研究員。2005年帰国後、2006年から安佐市民病院整形外科副部長に着任（2007年より部長）、膝関節外科を立ち上げる。2013年からヒロシマ平松病院 膝・関節外科センター長、2018年にこばやし整形外科クリニックを開業。

資格

医学博士（2003年 広島大学大学院修了）、日本整形外科学会専門医、ISAKOS (International Society of Arthroscopy, Knee Surgery and Orthopaedic Sports Medicine) 正会員。

スポーツ歴

バスケットボール、ラグビー

趣味

ゴルフ、バードウォッチング

　東広島市西条町出身。認知症となった祖母の力になりたかったというのが医師を目指した原体験だ。老人医療を充実させたいという考えは現在も変わらない。広島大学時代には医師のハードワークに耐えうる体力形成が必要と考え、ラグビー部に所属した。ポジションはスクラムハーフ。大学4年時にはキャプテンとして日本の医学部史上初のニュージーランド遠征を遂行した。当時の仲間とは現在も深い交流がある。One for all, all for one が好きな言葉。足関節に何度もけがをしたことや、先輩たちからの強い勧誘もあり広島大学整形外科学教室に入局。現広島大学長の越智光夫先生にあこがれ、膝を専門とした。

　米国への留学時代には、その膝とスポーツ整形外科の手術治療について造詣を深めた。世界各国から大勢の客員研究員が所属する中で中心的存在として活動した。また基礎研究分野においては、軟骨再生、形成外科など3つの研究室に参加し、主研究員として実験に打ち込んだ。

　これまでに培った知識と経験を今後もさらに深めていき、地域医療に還元したいと模索を続けている。

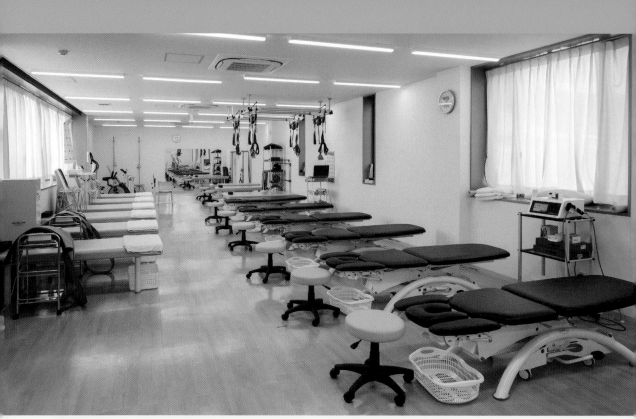

医療法人　すぎたクリニック

最新の医療機器を用いて
高齢者から子どもまで丁寧な治療を心がける

ここが強み

- スポーツに関する高い専門知識・技術を持った理学療法士。
- 先進機器を駆使し、早期発見・治療で患者の負担軽減に努める。
- 豊富な経験に裏打ちされた正確な診断と適切な治療に定評。

診療科：整形外科・リウマチ科・リハビリテーション科
主な治療（スポーツ）：肩・肘・手（手関節、指）・腰・膝・足関節（捻挫）・
　　　　　　　　　　　骨・外傷・運動機能の回復

所在地：広島市安佐南区祇園3-5-11
TEL：082-846-5523　　ＨＰ：http://sugitaclinic.jp
駐車場：12台

診療時間	月	火	水	木	金	土	日
9：00〜12：30	○	○	○	○	○	○	休診
15：00〜18：30	○	○	休診	○	○	休診	休診

休診日：日曜・祝日、水曜午後・土曜午後
臨時休診あり

医院の概要

　診療の基本は「正確に判断して効果的で適切な治療を行うこと」と考える杉田直樹院長は、そのために必要な先進機器を開院時から導入している。

　圧迫感の少ないオープン型MRI、撮影時間が短くて済むフラットパネル方式デジタルX線撮影装置など、体の状態を正確に把握するための診断機器。パワープレート、シンクロウェーブ、医療用ウォーターベッドなど、効果的な治療を行うための治療機器。こうした先進機器に加え、スポーツトレーナーの資格を持つ理学療法士が複数在籍し、運動機能の回復、スポーツリハビリに力を入れているのも特徴である。

診療ポリシー

　クリニックの理念は、「患者さんが安心して受診できる安らぎの環境、および満足と信頼が得られる最良の医療サービスを提供する」こと。

　同院で多いのは、肩・肘・手・膝・関節領域の痛み、曲がらないといった訴え、関節の変形などの相談。外傷・けがの治療では、骨折、捻挫、脱臼、打撲、靭帯断裂、腱断裂、突き指などが目立つ。運動機能の回復目的では、スポーツや仕事に起因する障害、けがからの回復などが多い。杉田院長が心がけているのは、「診断・説明・治療」の一連の流れを大切にし、患者が納得できる、患

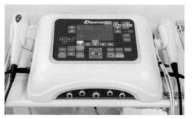

複合治療器（ダイナトロンソラリスプラス）

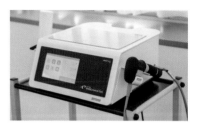

拡散型ショックウェーブ
（フィジオショックマスター）

者に寄り添った医療の提供である。手術が必要と判断すれば、すぐに大きな病院へ紹介するが、一方で手術を望まない患者も少なからずいる。その場合は、可能な限り、保存的治療に努める。

　また、整形外科では、手術の成功は治療の半分でしかなく、残り半分の要素はリハビリにかかっている。同院では、院長を中心に診療放射線技師、看護師、理学療法士などのスタッフが連携し、正確な診断と患者にとって最も良い治療を行うように努めている。

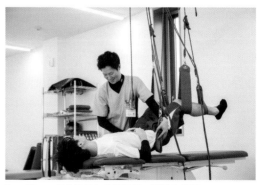

レッドコードを使用した腰のリハビリの様子

リハビリで体幹筋力アップ
体の状態に合わせた効果的なリハビリを実施

早期に診断し、早期に治療開始

スポーツ外傷・スポーツ障害の部位では、肩、肘、手、腰、膝、足関節が多い。膝の靭帯損傷や半月板損傷、肘の靭帯、軟骨の損傷など手術が必要なケースは、大学病院など市中基幹病院へ紹介する。オープン型MRIを駆使して、靭帯損傷を早期に診断し、早期に適切な治療を開始する。勤務医としての経験が豊富な杉田院長は、保存的治療が可能かどうかの判断も的確にできる。

肩・肘・膝の損傷に対応

少年野球や大学野球部が活発な地域で、また、院長が手の外科専門医のため、突き指や野球肘の患者が目立つ。野球肘とは、投球動作を繰り返すことで引き起こされる肘の障害のことで、成長期にある子どもに起こることも多く、代表的なスポーツ障害の一つといえる。

少年期の野球肘は投球中や投球後に関節の痛みを感じることが多く、損傷する部位によって外側型と内側型がある。小中学生の場合、外側の関節が投球動作に伴って関節面に圧迫力を繰り返すうちに軟骨がこすれて損傷する離断性骨軟骨炎が起こる。内側型では投球時に肘の内側側副靭帯に伸展力が加わり、小児ならば上腕骨内顆骨端部障害、大人では尺側側副靭帯損傷を生じる。

症状が軽い初期段階であれば、投球動作を一時的に控えて肘を休ませることで治癒することも期待できる。症状や病状の進行状態などによっては、手術が勧められることもある。

また、肩関節痛を訴える子どもも増えている。投げ過ぎで肩を傷めるリトルリーグ肩は、少年野球選手に多くみられる肩関節のスポーツ障害（上腕骨近位骨端線損傷）。野球に限らずバドミントンなど腕を大きく振る動作を繰り返すスポーツ選手にもみられる。

治療は、安静を保つことが大切。再開できるまでは理学療法士がリハビリで姿勢調

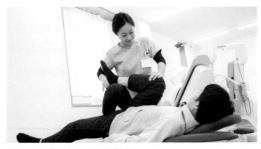
膝のリハビリをしている様子

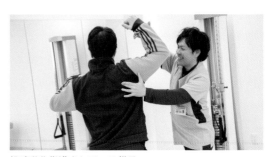
投球動作指導をしている様子

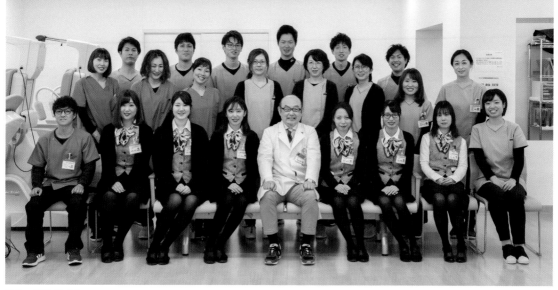

スタッフの皆さん

節・肩関節の可動域訓練・体幹強化など、いつでも再開できるような体作りを行う。

　膝の靭帯損傷も多い。前十字靭帯損傷は手術（一般的には再建術）選択となり、大学病院へ紹介する。術後は、同院でリハビリメニューに沿ってリハビリを継続する。

　また、子どもでも疲労骨折がみられる。レントゲンでは分からないような骨折もMRIで診断できる。今後は、さらにエコーも導入したいと杉田院長は考えている。

スポーツトレーナーとして活動

　理学療法士は9人。捻挫、肩痛、腰痛などを訴える若い人には、ストレッチを中心にしたリハビリで関節周囲の筋肉を鍛える。筋肉量を落とさないようにしながらリハビリを行い、競技復帰への不安を取り除く。こうした体幹筋力アップを積極的に行っている。

　2020年東京オリンピック・パラリンピックのトレーナー（パラ卓球）に選ばれたスタッフ、甲子園に出場して注目された市立呉高校野球部のトレーナーを務めるスタッフなど、スポーツトレーナーの資格を持つ理学療法士がいるのも特徴。そんな理学療法士が患者一人ひとりの体の状態に合わせた効果的なリハビリテーションを行う。

　また、サンフレッチェ広島のメディカル体制協力医療機関として、主にジュニアユース選手の外傷にも対応している。

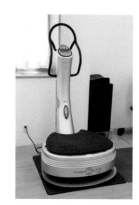

3次元ハーモニック振動®
パワープレート

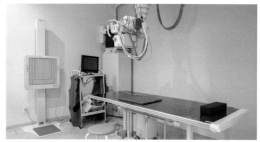

デジタルX線撮影・診断装置

■ スタッフ紹介

なかよし ひとし
仲吉 等（理学療法士、日本障害者スポーツ協会公認 障害者スポーツトレーナー）

経歴：広島医療保健専門学校 理学療法学科卒（高度専門士）
専門スポーツ：野球、陸上、車いすテニス
担当：市立呉高等学校 硬式野球部トレーナー（2012年〜現在）

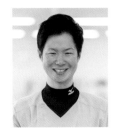

患者さんのさまざまなニーズに合わせて、リハビリプラン・トレーニングプランを提供することを日々心がけています。競技特性を考慮しながら、障害予防およびパフォーマンス向上を目的とした動作指導も随時行っています。

さ とう たつのり
佐藤 達則（理学療法士、日本障害者スポーツ協会公認 障害者スポーツトレーナー、
　　　　　　　日本障害者スポーツ協会公認 中級障害者スポーツ指導員）

経歴：広島医療保健専門学校 理学療法学科卒（高度専門士）
専門スポーツ：陸上、水泳、トライアスロン、車いすテニス、インディアカ
担当：アンプティサッカー A-pfeile広島AFCチームトレーナー（2013〜2016年）
　　　広島県障害者スポーツ協会強化指定 トライアスロン選手 トレーナー
　　　（2017年〜現在）

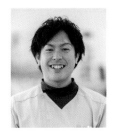

けがや傷害に対し、患者さんとディスカッションをしながら、リハビリテーションプログラムを提案していきます。また、目標を共有し、競技復帰までのトレーニングの提案やアドバイスと、競技復帰後のけがの再発防止も含め指導していきます。

お だ まさあき
織田 真彰（理学療法士）

経歴：国際医療福祉大学 福岡リハビリテーション学部 理学療法学科卒
専門スポーツ：バスケットボール

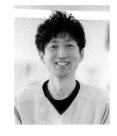

けがをした部位だけに限らず、体全体を評価しリハビリを進めていきます。また、けがから競技に復帰できる喜びを一緒に分かち合いながら、身体面・精神面の両方をサポートしていきます。

ちきた り え
千北 理恵（理学療法士、ベーシックインストラクター（BIR））

経歴：大分リハビリテーション専門学校 理学療法学科卒
専門スポーツ：バレーボール

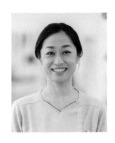

まずは患者さんの訴えを丁寧に聴き、ニーズに合ったゴールを目指します。スポーツ選手に対しては、趣味であるヨガの要素や学生時代のスポーツ経験を生かし、精神的なフォローもしながら、より質の高い生活を目指していけるように心がけています。

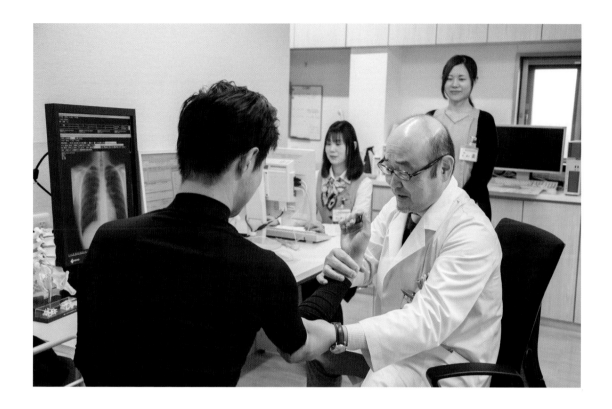

■ 担当医紹介

院長 **杉田 直樹**
（すぎた　なおき）

profile

1991 年広島大学医学部卒。2002 年同大大学院医学系研究科修了。県立身障者リハビリテーションセンター、庄原赤十字病院、広島三菱病院、広島鉄道病院、土谷総合病院を経て、厚生連吉田総合病院整形外科部長。2015 年 10 月すぎたクリニック開業。

資格

日本整形外科学会外科専門医、日本整形外科学会認定リウマチ医、日本手外科学会認定手外科専門医。

スポーツ歴

柔道（高校時代）、ラグビー（大学時代）、現在は健康のためのジョギング程度

趣味

スポーツ観戦、音楽鑑賞

　杉田院長が整形外科医を目指したのは、けがをして体が動かなくなっている人に対して、機能回復に取り組む医師に接した経験からである。診療科の中でも目に見える形で治療の効果があらわれる整形外科には特にやりがいが感じられた。大学院では手の外科を専攻。広島大学整形外科の手の外科は、伝統的に国内トップレベルの治療を行っていた。

　多くの病院で多くの優れた専門医の指導を受け、さまざまな経験を積んだ後、より地域の人たちに近い場所で、最新の治療を提供していきたいと思い、2015 年に同院を開業した。

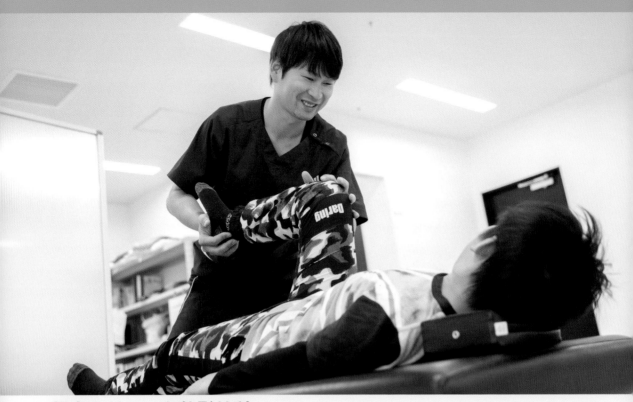

新本クリニック整形外科

スポーツのみならず整形外科全般に豊富な経験
患者に寄り添った診断・治療を提供

ここが強み

- 触診と併せてMRIなどの機器を駆使し、正確な診断を心がける。
- スポーツの経験と知識を持つ理学療法士6人が在籍・指導。
- 広いリハビリ室で、快適で効果的なリハビリを実施。

診療科：整形外科・リハビリテーション科
主な治療(スポーツ)：整形外科／腰痛・関節痛・筋肉痛・骨折・脱臼・むちうち・捻挫等に伴う運動器障害、スポーツ外傷
リハビリテーション科／スポーツ外傷を含めた骨折・捻挫・靭帯損傷・関節運動障害・神経痛・血流障害など
所在地：広島市東区牛田本町6-1-27 うしたみらいビル5階
TEL：082-502-8008　HP：https://niimotoclinic.com
駐車場：建物2・3・4階の駐車場 (150台) が無料

診療時間	月	火	水	木	金	土	日
9：00～12：30	○	○	○	○	○	○	休診
15：00～18：00	○	○	○	休診	○	休診	休診

休診日：日曜・祝日、木曜午後・土曜午後

医院の概要

　1階が商業施設、5階がクリニックモールという便利な立地。ワンフロアのフラットな空間に診察室、リハビリ室が配置され、けがや障害のある人でも院内を楽に移動できる。

　診断・治療の基本となる検査については、1.5テスラのMRIや骨密度測定装置（DXA）などを導入し、患者に最小限の負担で正確に診断できるような設備を整えている。広々としたリハビリ室には各種筋トレ器具や物理療法機器を設置。スポーツ経験のある理学療法士の指導の下、快適かつ効果的なリハビリが行われる。2019年からデイケア（通所リハビリテーション）を開始し、個別機能訓練を行っている。

診療ポリシー

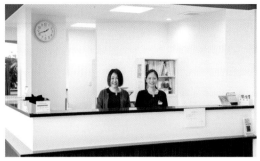
受付

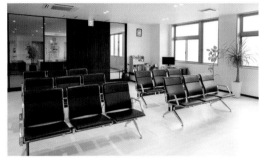
待合室（キッズスペースあり）

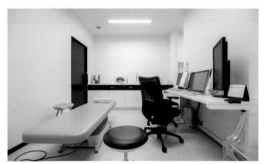
診察室

　診断・治療の対象は、すべての世代における運動器（運動と身体活動を担う筋・骨格・神経系など）の疾患。運動器の障害は、生活の質（QOL）を低下させるため、治療、または改善させて、日常生活を取り戻すことを目指す。腰痛・関節痛・筋肉痛・骨折・脱臼・むちうち・捻挫などに伴う運動器障害、スポーツ外傷、関節・脊椎などの加齢による変形性疾患、痛風などを幅広く治療し、リハビリを併用した体作りやスポーツへの復帰、さらにスポーツ外傷予防の指導も行う。また、骨粗しょう症にも重点的に取り組み、予防と薬物治療に力を入れる。

　新本卓也院長は、豊富な臨床経験と知識に加え、MRIなどの治療機器を駆使して的確に診断し、分かりやすい説明で患者の不安を和らげるように努める。手術の必要があればその領域で専門性の高い病院へ紹介する。

　○○病と病名を付けるだけでなく、「あなたは○○病ではない」と判断するのも医師の役割。体の動きや痛みで気になることがあれば放置せず、早く不安を取り除くためにも気軽に相談に来ていただきたいと話す。

患者の年齢とスポーツに対する
モチベーションを意識した診療を実践

年代で変わる治療の
目的や方針

　小学生から中・高・大学生、社会人のスポーツ愛好家まで全世代にわたり、肘、首、肩、腰、膝などを痛めた患者が来院する。最近多いのは、40代以上の中高年層に盛んなフラダンスやフラメンコ、日本舞踊など趣味的なダンスで、膝や足首を痛めた患者。その受傷の仕組みも治り方も、一般的なスポーツ外傷と変わらない。また、跳び箱、縄跳びなど学校の体育の授業でのけがによる来院も目立つ。「最近の子どもたちがよくけがを

するというわけではなく、けがをしたら受診するというシステムが出来上がっているから」と、新本院長は見ている。

　このように幅広い世代の患者が集まり、治療をする中で、院長が意識しているのは、患者の年齢とスポーツに対するモチベーションである。特に年代によって接し方やそのスポーツに復帰してもらうタイミングを考慮した治療を心がける。

　子どもの場合は、その子がどうしたいのか、将来どうなりたいかなどのニーズを聞き、その子の運動技術も考慮して、フィールドに復帰させるタイミングを考える。無理をさせれば将来障害として残ることもあ

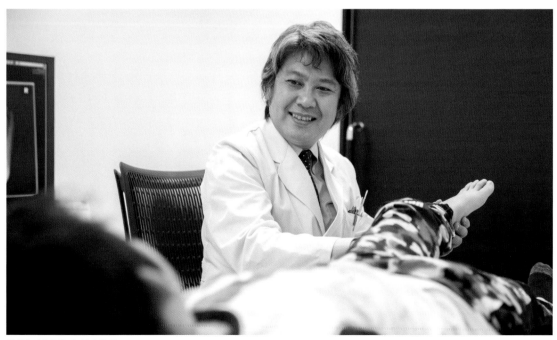

「触診が大切」と新本院長

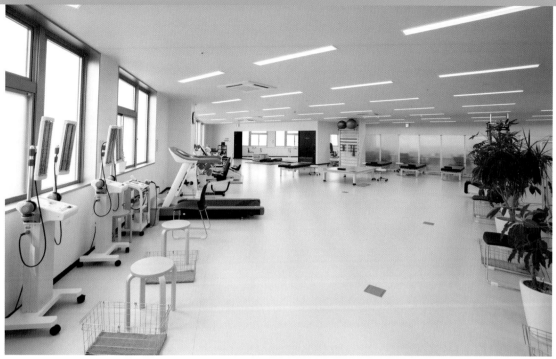

広いリハビリテーション室

るため、早期の復帰にブレーキをかけることも少なくない。リハビリでは、再受傷しないための指導も行う。サッカー、野球など競技別でけがの予防に有効なストレッチやフォームの矯正を、そのスポーツの経験者である理学療法士が指導し、しっかりケアしていく。適切な治療と併せて体づくりも大切にしている。

社会人の場合は、まずスポーツをきっちり休んでもらう。しっかり体を休め、メディカルチェックの後、スポーツ復帰してもらう。

高齢者の場合は、元気に長生きするためには運動習慣が重要と考えている。そのため、高齢者に対しては、けがをしている間は運動ができなくても、その場所に行くだけでも行ってもらうなど、せっかく続けてきた運動習慣がけがで途切れてしまわないようにアドバイスする。

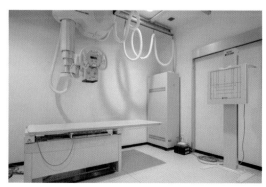

一般撮影

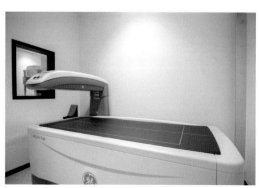

骨密度測定装置（DXA）

診断の確定に有用なMRI

　新本院長が、診断で最も大事にしているのは触診だという。

　「受傷状況（受傷機転）がどうだったのかを確認し、そこを外さずに触れば、骨折などはほぼ分かります」

　ピンポイントでそこを狙って、レントゲンで撮影し、さらに、確定診断のためにMRIで撮像する。MRIは、正確な診断をするための補助材料として、さらに患者に納得、理解してもらうために有用だという。

　骨折、靭帯損傷などで外科手術など高度な治療が必要と診断されれば、膝、肘、肩、手、股関節、足首などの部位別で信頼のおける専門性の高い医療機関を紹介する。それができるのは、院長の豊富な人脈と知識・経験がベースにあるからである。

　高齢者の場合は、手術して完治を目指すことも大切であるが、日常生活を続ける上で障害となっている痛みを取ってあげることで、その人の良い生活習慣を保持することを優先するケースもある。

広いリハビリ室に各種機器を設置

　診察室とつながっているリハビリ室は、500平方㍍以上もある、明るく広々としたスペースで、気持ち的にもストレスを感じることなく、リハビリに向き合うことができる空間となっている。ここに最新の各種治療機器が備えられ、信頼のおける理学療法士6人が、腰痛、手足のしびれや痛みなど体に異常をきたしている人はもちろん、スポーツ外傷やけがの予防にも対応している。各患者の状態を把握し、適切な治療方法、目標を設定して、治療を進めている。

　2019年7月より月～土曜の午前中に、このリハビリ室でデイケア（通所リハビリテーション）も開始。少人数の個別対応で、一人ひとりの機能に合わせたトレーニングプログラムを、最新の筋トレ器具や物理療法機器を使い、理学療法士の指導の下に実践する。主に介護予防を目的とした通所リハビリを目指している。

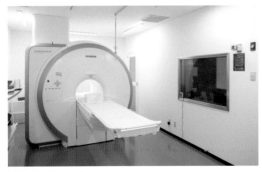

MRI（1.5テスラ）

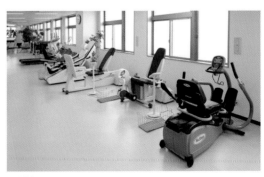

各種筋トレ器具

■ 担当医紹介

院長 **新本 卓也**
（にい もと たく や）

profile

1974年広島市出身。2002年兵庫医科大学卒。広島大学医学部附属病院、マツダ病院、県立広島病院、JA吉田総合病院、東広島医療センター、JR広島病院の整形外科を経て、2018年4月新本クリニック整形外科を開業。

資格

医学博士、日本整形外科学会整形外科専門医、日本整形外科学会スポーツ医、日本スポーツ協会公認スポーツ指導スポーツドクター、日本医師会健康スポーツ医 ほか。

スポーツ歴

水泳（幼少期から中学時代）
バスケットボール（高校時代）
競技スキー（大学時代）

趣味

ギター、ウクレレの演奏（時にバンド活動）、絵を描くこと（広島医家芸術展、広島杏林画会などに出展）

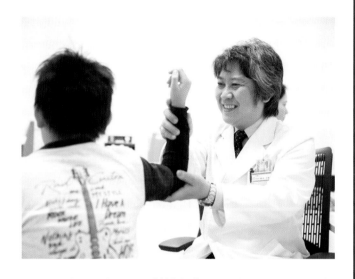

　父が医師であり、その影響を受けて、小さいころから医師の仕事に魅力を感じていた。整形外科を専門に選んだのは、自分自身がスポーツにかかわる機会が多かったため。得意分野はスポーツ外傷のほか、膝関節疾患・骨粗しょう症の治療などである。

　クリニックの近くには子ども時代に通った小学校があり、クリニック前の道路は高校時代に暑い日も寒い日も自転車通学した道である。自分を育ててくれたこの地域には一際強い思い入れがある。これまで研究、臨床を重ねてきた経験を生かし、地域の人と向き合い、寄り添う医療に専念するために開業した。

■ スタッフ紹介

池田 祐也（理学療法士）
（いけ だ ゆう や）

経歴：広島医療保健専門学校 理学療法学科卒

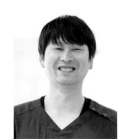

患者さんの訴えに耳を傾け、痛みのある部位だけでなく姿勢や動作から根本となっている原因を評価し、徒手・運動を通して改善を行うことを大事にしています。また、患者さんが受け身だけの治療でなくホームエクササイズとして、どのような運動を行えばよいかを指導し、改善・予防を実感していく治療を行っています。
私は、インソール（入谷式足底板）にも力を入れており、足元から歩行時・動作時の痛みの改善、スポーツパフォーマンスの向上を行っています。

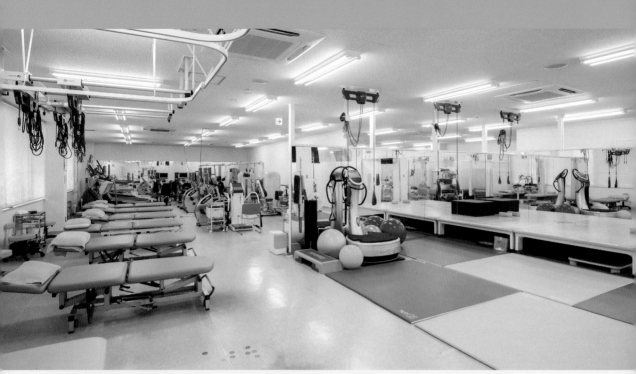

松尾整形外科リハビリクリニック・通所リハビリe-care

疼痛・機能障害の原因はどこかにあるはず！
「成長痛でしょう」で片づけない！
結果の出る筋トレ、ストレッチングを重視！

ここが強み ●結果の出る筋トレやストレッチングに重点。
●器具を使わないでできる筋トレの「スロトレ」*1を推奨。
●「B-SES（ベルト電極式骨格筋電気刺激法）」での筋トレを施行。
●管理栄養士による「低炭水化物ダイエット」を中心としたダイエットに対応可能。

診療科：整形外科・リハビリテーション科
主な治療(スポーツ)：肩・肘・手・股・膝・足の関節疾患、頸・腰などの脊椎疾患、上肢・下肢のしびれや
　　　　　　　　　　だるさの治療、スポーツ整形外科、外傷治療を中心とした一般整形外科
所在地：三次市十日市東4-5-7　サングリーン敷地内
TEL：0824-63-3380　HP：http://matsusei.jp/
駐車場：17台（クリニック1階）、850台（サングリーン内）

診療時間	月	火	水	木	金	土	日
9：00～12：30	○	○	○	○	○	○	休診
15：00～18：30	○	○	○※	○	○	○※	休診

休診日：日曜・祝日
※水曜午後は18:00まで、土曜午後は17:00まで

医院の概要

2010年2月、県北・三次市内の商業施設「サングリーン」敷地内に、整形外科リハビリクリニック、スポーツクリニックとして開院。同年4月より、通所リハビリ e-care を開始。子どもから青年、壮年、高齢者まで幅広い年齢層に対して、地域に根ざしたスポーツ医療・医療・介護を行っている。

同院には理学療法士（11人）・作業療法士（1人）・柔道整復師（1人）、健康運動指導士（1人）、管理栄養士（1人）が在籍。膝前十字靭帯損傷、半月板損傷他、脊椎症例、手、肘などの手術症例はJA吉田総合病院・安佐市民病院・市立三次中央病院に、上腕骨小頭離断性骨軟骨炎などの野球肘の手術症例は砂川教授（広島大学保健学科上肢機能解析制御科学、林病院非常勤医師）に手術を依頼している（術後リハビリは同院で対応可能）。

診療ポリシー

スポーツによる損傷は、以下の2つに分けられる。

●スポーツ外傷

急激で大きい力が骨・関節・靭帯・筋肉に働くと、骨折・脱臼・断裂などを生じる。同院では、受傷機転や臨床所見に加え、X-p、US、MRI、CTなどを必要に応じ、施行し診断。そして、RICE処置や絆創膏固定、シーネ固定などで局所の安静を保持し、早期復帰をめざして患部外の訓練をしながら、適切な時期に可動域訓練や筋力増強訓練などを行っていく。

また、手術適応を判断し、適切な時期に適切な病院へ紹介する。

●スポーツ障害

動作の繰り返しによって骨・靭帯・筋肉を損傷し、長期的に同じ運動を続けることにより身体の一定の部位に負担がかかって起こる障害。スポーツにおける身体の使い過ぎ（オーバーユーズ）が主な原因で、成人だけでなく、成長期の子どもにもよく起こる障害である。

松尾洋一郎院長は、「疼痛や機能障害の原因は必ずどこかにあるはず」と考え、ただの"成長痛"で片づけない。身体のタイトネスの有無（柔軟性の低下）、筋力低下、姿勢、オーバーユーズなどを確認し、必要に応じてUSやX-p、MRIを施行し、疼痛の原因を追究していく。治療では、適切な時期に適切な加療を行う。

【例：野球肩】

肩痛が強く、インピンジメント徴候（Neer,Hawkins test）がみられ、腱板（インナーマッスル）の筋力低下がみられるような急性期の炎症が強い時期には、局所の安静を図るためノースローなどの休息が必要で、その間は患部外の柔軟や筋力強化、バランス訓練などを行う。

急性期が過ぎれば、セラバンドを用いたインナーマッスルの強化訓練などを開始。また、原テスト*2 でET（elbow extension test）やEPT（elbow push test）などが陽性で、肩甲骨の胸郭への固定力が低下している症例がよくみられるが、このような症例には、次ページ以降のスロトレを用いた筋トレ(片手壁押し91ページ)が有効である。

スロトレ

スロトレは、東京大学・石井直方教授が発案したもので、関節を固定せずに（ノンロック）、ゆっくり（スロー）運動する方法。

筋肉への血流供給を意図的に制限することにより、筋肉に高い負荷がかかったのと同じ効果がある。そのため、効率的に短時間で筋力向上ができ、また、器具を使わないため安全なトレーニングが可能で、自宅での運動に最適である。

【 筋肉をだまして効果アップ！ 】

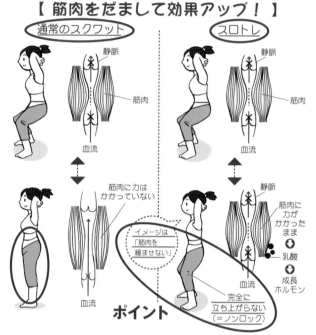

「一生太らない体のつくり方＆スロトレ」石井直方著より引用

方法

- ●ゆっくり行う（3〜5秒程度かけて行う）
- ●常に筋肉に力を入れ、筋肉を緩ませない
- ●呼吸を大切にする（筋を収縮させるときに息を吐き、吸うときも筋肉を緩めない）
- ●鍛える部分を意識する。「きつい！」そう思うのが正解
- ●とにかく3か月やってみる（効果が出るのは約3か月後）
- ●週2〜3回行う（毎日行わない！ やりすぎは逆効果！）
- ●1日以上の休息を間に入れて、超回復を狙う（筋肥大が起こる）

メリット

- ●器具を使うトレーニングよりけがが少なく、安全に行うことができる
- ●ゆっくり行うことで、高負荷のトレーニングと同じ効果が得られる
- ●短時間でトレーニングができる

 松尾整形外科リハビリクリニック

〈スロトレ〉片手壁押しトレーニング 指導箋

肩甲骨（けんこうこつ）を胸郭（きょうかく）に固定する筋肉（前鋸筋（ぜんきょきん）、菱形筋（りょうけい）、僧帽筋（そうぼう））の強化トレーニング

①肩の高さと同じようになるように、トレーニングする手を壁につく。

②身体と足がまっすぐになった状態で、肘を曲げる。

　かかとが浮くくらいまで肘を曲げ、①の状態に戻す。

> 息を吸いながら肘を曲げて、息を吐きながら肘を伸ばす。

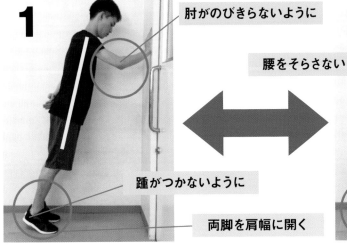

1
- 肘がのびきらないように
- 踵がつかないように
- 両脚を肩幅に開く

2
- 腰をそらさない
- 踵を浮かせたまま前方へ体重をかける

①4秒かけて1から2へ

②4秒かけて2から1へ（肘が伸びきらないように）

①〜②を10回行い、1分間休憩をとり3セット繰り返す。

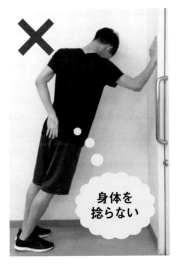

身体を捻らない

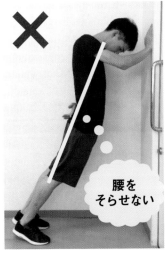

腰をそらせない

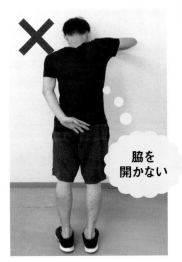

脇を開かない

松尾整形外科リハビリクリニック

結果の出る筋トレを重視

運動は、「有酸素運動（ウォーキングなど）」「無酸素運動（筋トレ）」の２つに分けられる。

有酸素運動は、脂肪を燃やして呼吸や循環機能を改善し、末梢循環も改善させる効果があり、日々の生活の中で積極的に取り入れるべきものだが、有酸素運動だけでは筋肉を増やす効果はほとんどない。一方で、筋トレ（無酸素運動）は運動中には脂肪を全く燃やさないものの、筋肥大を生じさせ、筋力増強させることができる。

整形外科やスポーツクリニックでは、外傷やスポーツ障害で弱った筋肉に対し、適切な時期から筋トレを開始して早期に筋力を回復させ、受傷前の筋肉の状態に戻したり、あるいは、再損傷を防ぐ意味でも、受傷する前の筋肉の状態以上にしていく必要がある。

例えば、スクワット１つとっても、単に起立して膝の屈伸を繰り返すだけでは、単なる有酸素運動で筋トレにはならず、筋肥大や筋力増強は望めない。せっかくやるのであれば、筋肥大や筋力増強につながるように、スロトレの方法で常に筋肉に力を入れた状態で、筋肉を緩めない状態で行うことが望ましい。

同院で施行している筋トレには４種類あり、①スロトレ（90ページ参照）のほか、②B-SES（93ページ参照）、③パワープレート（下写真）、④レジスタンスマシーンなどを使用している。

また、インボディ（医療用高精度体成分分析装置、下写真）を必要に応じ使用し、筋肉量や脂肪量を測定しながらリハビリを進めている。

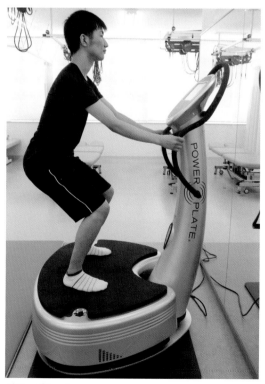

インボディ（医療用高精度体成分分析装置）　　　　　パワープレート

B-SES／ベルト電極式骨格筋電気刺激法

「B-SES」は、森谷名誉教授（京大）など諸氏によって開発された、筋肥大や筋力増強のための方法。

ベルト電極を腹部・大腿・足関節部に全周性に巻くことで、腹部・殿部（お尻）から下肢全体の屈筋群や伸筋群に同時に刺激を与えることが可能で、さらに、電極の設置面積が大きいため、1か所あたりの電位分布が分散され、疼痛を生じさせずに強い筋収縮を引き起こすことができる。

そのため、従来のEMS（平面のパットを2枚使用した機器）よりも筋肥大や筋力増強効果が期待できる。同院では、B-SESを膝前十字靱帯再建術後症例に全例で使用している。

ほかに、靱帯損傷後や疼痛などのため、十分に身体を動かせない方や負荷をかけた運動ができない方、また、脊髄疾患や脳血管障害、神経疾患などで麻痺があり、通常のレジスタンスマシーンを使用した筋トレや、スロトレによる筋トレを施行することができない方にも施行している。

B-SESは人工膝関節置換術後（TKA）や人工股関節置換術後（THA）の患者に対しても使用可能で、同院でも積極的に使用している。

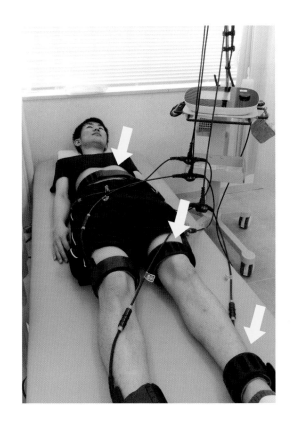

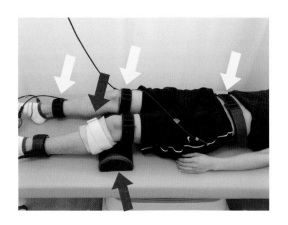

膝前十字靱帯再建術後症例に対しては、再建靱帯への負荷を軽減するために、膝窩にストレッチングポール（ハーフカット）を置いて、脛骨近位に重錘を巻き付けて使用している。

ストレッチング

　ここでは、同院で患者に渡しているストレッチング指導箋を紹介している。ストレッチングには、下記の通りさまざまな種類があり、各々に特色がある。

●静的ストレッチング

・スタティックストレッチング

目的とする筋肉をゆっくり少しずつ伸ばし、伸びきったところでその状態を維持する。伸張保持時間は、20～30秒程度。

> **ポイント！**
>
> 急激に行わないこと。筋の伸張刺激により伸張反射が起こって筋肉が収縮してしまい、ストレッチング効果が得られなくなるため。

●動的ストレッチング*3

・ダイナミックストレッチング

関節可動域（ROM）の最終域まで反動を使わずに大きく動かすことが基本とされる。最終域での相反抑制効果によって拮抗筋にリラックスを促し、伸張効果がより得られるとされている。

・バリスティックストレッチング

関節可動域（ROM）の最終域で反動を使って大きく動かすため、伸張反射を引き出しやすく、筋損傷を生じやすいとされている。

●特殊ストレッチング

・ジャックナイフストレッチング*4

拮抗筋の大腿四頭筋に、負荷をかけた状態でハムストリングスのストレッチングを行う（徳島大学整形外科 西良浩一教授発案）。

非常に素晴らしい着眼で、同院でもハムストリングスのストレッチングのファーストチョイス。正しい方法でまじめに続ければ効果が出る。腰椎亀裂骨折や分離症の患者だけでなく、スポーツ障害などがある学生にも多用している（95ページ参照）。

・メディカルストレッチング*5

筋の起始・停止のいずれかを十分緩めた形で筋のストレッチングを行うことによって、容易に筋の弛緩と可動域の改善が得られる（愛知医科大学 故丹羽滋郎名誉教授発案）。

非常に素晴らしい着眼で、同院でも膝関節伸展制限や股関節の腸腰筋タイトネスがある症例に多用している（96ページ参照）。

・PNF

神経筋反応を促通させることにより筋肉を伸張させる。同院では、日本PNF協会のPNF理論を中心に取り入れており、難治性の関節拘縮などに利用している。ホールドリラックスの手技を使うことが多い。

・スリーパーストレッチング*6

棘下筋や小円筋などの緊張が強く、2nd・3rd・内旋制限がみられる肩関節周囲炎や肩関節拘縮の症例に使用している。

肩関節周囲炎や野球肩でも頻用しているが、患側を下にする側臥位になる必要があるので、疼痛が強い急性期には向かない。

ジャックナイフストレッチング

指導箋

　ジャックナイフとは「折り畳みナイフ」のことで、胸と太ももをぴったりと付け、身体を半分に折り畳んだようにして、太ももの前側に力を入れて、お尻を上げるようにして、できるだけ膝を伸ばしていくストレッチング。

方法

①膝を曲げてしゃがみ込み、両手で足首を持つ。
②ゆっくりと胸と太ももをつけたまま、膝を伸ばす。
③最大に伸びた状態で5秒止め、5セット繰り返す。

胸と太ももをつけたままで離さない！

太ももの前側に力を入れて、お尻を上げるようにして、膝を伸ばします。

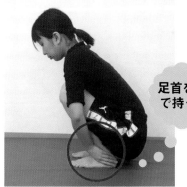

足首を順手で持って！

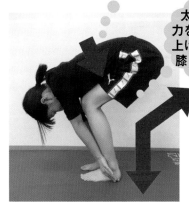

ポイント！

★胸と太ももを、「ジャックナイフ」のようにくっ付けた状態で、太ももの前側に力を入れて、お尻を上げるようにして、膝を徐々に伸ばす。

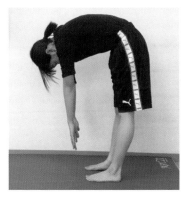

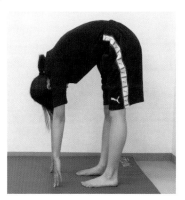

★風呂上りに行う。できれば、1日2回（風呂上り、朝）行うのが最適。
　最終的に、腰椎前屈して手の平が床に付くようになるのが目標。

 松尾整形外科リハビリクリニック

メディカルストレッチング

腓腹筋
ハムストリングス

● **メディカルストレッチングの目的と効果**

　筋拘縮を起こしている筋をストレッチングするときには、痛みで行えない場合がある。二・多関節筋の起始・停止のいずれかを緩めた状態でストレッチングすることで、痛みを伴うことなく、筋の柔軟性を高めて可動域拡大を図ることができる。

● **腓腹筋・ハムストリングス**

①長座位姿勢をとる（下写真）。膝関節伸展制限の確認をする。

②足底の前方を持ち、足関節の背屈を強制させ、膝を抱え込むようにして股関節・膝関節をしっかり曲げる（下写真）。

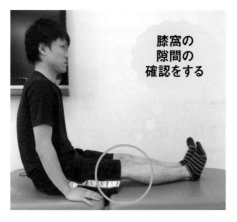

膝窩の
隙間の
確認をする

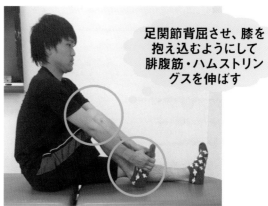

足関節背屈させ、膝を抱え込むようにして腓腹筋・ハムストリングスを伸ばす

③この姿勢で約20秒静止する。 2〜3回程度の実施が最適。

※痛みが増強しない範囲内で行うこと。

※可能であれば入浴時に行うこと（難しければ、入浴・シャワー後の身体が温まっている間に行うことが望ましい）。

※足に手が届かない場合（右写真）は、タオルを足前方にかけて引っ張り、ストレッチングをかけていく。

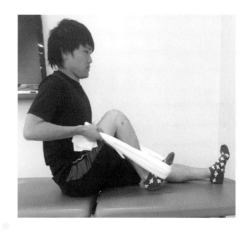

足に掛けたタオルを
引っ張り、背屈させ
腓腹筋・ハムストリングス
を伸ばす

松尾整形外科リハビリクリニック

患者さん事例

●私の剣道経歴

　1972（昭和47）年、広島県高田郡美土里町の誠和中学校入学とともに剣道部入部。中学3年時に地区予選で入賞し、中学校総体に出場するも予選敗退。

　1974年11月17日（15歳）、剣道初段合格。1975年三次高校入学。剣道部に入部するも、1年時に退部。1977年11月13日（18歳）、剣道2段合格。

　1978年広島県警察官拝命。1980年7月25日（21歳）、剣道3段合格。1980年、21歳で少年剣道の指導を始め、以後、異動先の剣道スポーツ少年団などで指導。1983年7月22日（24歳）、剣道4段合格。1986年7月14日（27歳）、剣道5段合格。警察所属の剣道指導者となり、その後、異動先の警察署などで剣道を指導。2002年8月25日（43歳）、剣道6段合格。2019年4月30日（59歳）、剣道7段合格。

　現在、八次剣道スポーツ少年団（毎週月・金曜）、北辰会（毎週火・木・土曜）で少年剣道指導。星霜会（大人の稽古会、毎週水曜）で稽古中。

●左肩腱板損傷で理学療法していたときの話

　2016年7月20日、三次北辰会で指導中、胴紐を結んだ瞬間、「ぶちっ」という異音とともに、左肩甲骨付近に痛みを感じましたが、そのまま防具を着装して面を打ったところ、激しい痛みを伴ったため、左手を使わずに右片手上段の構えで稽古しました。

　2日後、松尾整形外科クリニックで診察

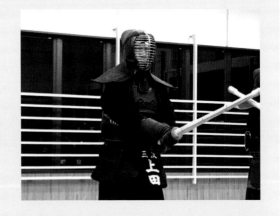

してもらったところ、左肩腱板損傷でした。それから、現在まで3年余りの長きにわたってリハビリを続けましたが、一時は稽古をするたびに左肩が痛くて、思うように稽古ができませんでした。ちょうど剣道7段を受審していましたが、もう一歩の評価は受けたものの、合格には至らず、何度も悔しい思いをしました。

●剣道7段に合格したときの気持ち

　私が7段の受審を始めたのは2009年からで、合格するまで10年、受審回数は18回に及びました。平成最後の日、京都市での審査でしたが、当日は御相手と合気になり、先をかけて捨て身の技を出すことのみに集中した結果、初太刀に今までやったこともない出頭面を打突し、合格することができました。経済的にも負担が大きく、また、体調も万全とは言い難かったためうれしくはありましたが、ほっとしたというのが偽らざるところです。

●松尾整形外科に対するメッセージ

　松尾整形外科に最初に通院したのは10年前、五十肩で苦しんでいたときです。このときは、約8か月かかりましたが、根気よくリハビリを続けたところ、全く痛みがなくなり、完全に治りました。また、第4腰椎分離すべり症で、平成25年からリハビリやストレッチングを続けた結果、歩くことも苦しく、剣道の稽古も満足にできなかったのに別人のように元気になりました。

　これもひとえに、松尾整形外科クリニックの松尾院長先生をはじめ、スタッフの皆様のおかげと感謝しております。また、何度も7段審査に不合格となり落ち込んでいる私を勇気づけていただき、本当にありがとうございました。

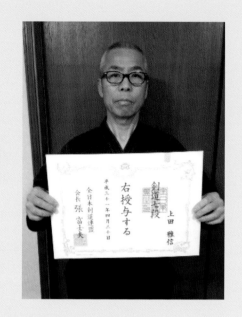

●同院からのメッセージ

「けがに負けず、不屈の闘志を持ち続けてこられた中での7段合格。おめでとうございます。私たちも微力ながら、7段合格に貢献させていただいていたのなら幸いです。これからも、さらなる高みをめざして頑張ってください」

※患者さん個人の感想となります。

【参考文献】

＊1 石井直方：一生太らない体のつくり方＆スロトレ【新装版】．エクスナレッジ，2011

＊2 原　正文：投球障害型：投球障害肩患者に対する診察と病態把握のポイント．Monthly Book Orthopaedics Vol.20 No.7：P29-P38, 全日本病院出版会 ,2007

＊3 寒川美奈：ダイナミックストレッチングの基礎と効果．臨床スポーツ医学 Vol.32　No5：P452-455, 文光堂 2015

＊4 西良浩一・間瀬泰克：腰痛のリハビリテーションとリコンディショニング—リスクマネージメントに基づいたアプローチ—：腰椎分離症の病態と治療 .P50-P61, 文光堂 ,2011

＊5 丹羽滋郎：メディカルストレッチング　筋学からみた関節疾患の運動療法第2版 . 金原出版 ,2014

＊6 濱中康治・木村鷹介・柏口新二：アスリートに必要な柔軟性とストレッチングの方法．臨床スポーツ医学 Vol.32　No5：P456-458, 文光堂 2015

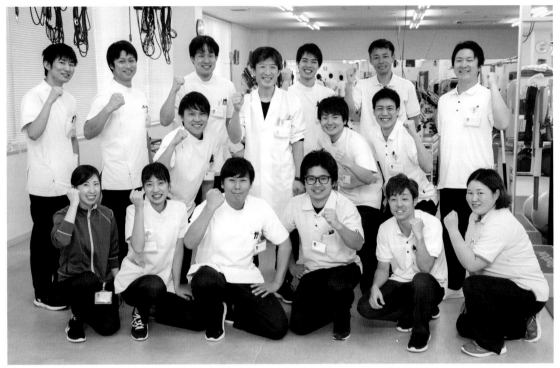

元気で明るいスタッフたち／理学療法士11人、作業療法士1人、柔道整復師1人、健康運動指導士1人、管理栄養士1人

担当医紹介

院長 松尾 洋一郎
（まつ お よう いち ろう）

profile

1998年昭和大学医学部卒。同年広島大学医学部整形外科教室入局。広島市民病院、八幡浜総合病院、安佐市民病院、安芸太田病院、済生会呉病院、たかの橋中央病院整形外科を経て、2010年松尾整形外科リハビリクリニック開院。

資格

日本整形外科学会専門医。日本スポーツ協会公認スポーツドクター。日本整形外科学会認定スポーツ医。

スポーツ歴

スキー

趣味

釣り（太刀魚、イカ、鯛など）

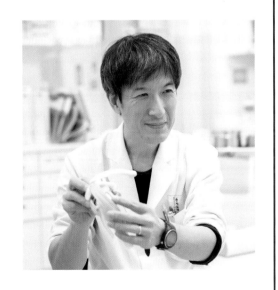

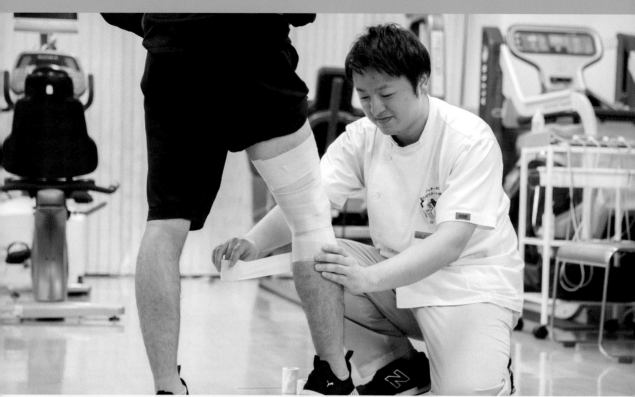

医療法人エム・エム会　マッターホルンリハビリテーション病院

運動器のリハビリ実績で県内トップクラス
最新機器も先駆的に導入

ここが強み

- 先駆的なリハビリ治療を取り入れ、運動療法に精通。
- 肩の専門医として医療の高みを目指す。
- 多くのスポーツトレーナーを輩出、アスリートを手助け。

診療科：整形外科・リハビリテーション科・リウマチ科
主な治療（スポーツ）：肩・膝・肘・腰・外傷など

所在地：呉市中通1-5-25
TEL：0823-22-6868　　FAX：0823-22-6870
ＨＰ：http://www.matterhorn-hospital.jp/

診療時間	月	火	水	木	金	土	日
8:30〜12:00	○	○	○	○	○	○	休診
15:00〜18:00	○	○	○	休診	○	休診	休診

休診日：日曜・祝日、木曜午後・土曜午後
＊月・金曜以外は予約制となっていますので、
　詳細はお問い合わせください

病院の概要

　同院は回復期、維持期のリハビリテーションに力を入れている。運動器のリハビリ実績では広島県内でもトップクラス。「高気圧酸素療法」などの先駆的な治療法を取り入れ、運動療法などのリハビリに精通している。また、整形外科分野での「体外衝撃波」の活用にも積極的で、「浮揚式運動療法」も導入している。

　同院ではスポーツトレーナーの活動にも積極的で、アスレティックトレーナーを含めて16人のスポーツトレーナーが在籍し、広島県内の中学・高校を中心に帯同。選手の傷害予防、早期復帰、パフォーマンス向上などに貢献している。

診療ポリシー

　白川泰山院長は常々、保存治療を中心にしたリハビリで地域医療に貢献したいと考えている。

　運動器リハビリでは、運動器疾患を持つ人に対して、運動療法（ストレッチや筋力強化）、物理療法、装具療法などを用いて、身体機能を可能な限り改善することを目的にしている。

　そのために、運動器リハビリ機器と理学療法士などマンパワーの充実を図っている。現在、理学療法士40人、作業療法士9人、言語聴覚士4人という陣容である。さらに2020年度採用者数は、理学療法士10人、作業療法士2人、言語聴覚士3人が予定され

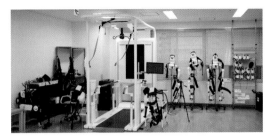
ロボットリハビリテーションルーム

ている。また、運動療法を行う際に、同院に在籍する健康運動指導士が、保険医療関係者と連携しながら、安全で効果的な運動を実施するための運動プログラムを作成したり、実践指導計画の調整も行ったりしている。

　最新のロボットスーツを使ったリハビリにも積極的である。難病から脳血管疾患、運動器疾患の患者まで幅広く使っている。「動かない手足を動かしていく方法」という考え方で、「HAL」を始め計9台のリハビリテーションロボット（リハビリロボット）を完備している。

　また、白川院長にはライフワークがある。スポーツにおける傷害予防と早期復帰を目指した「スポーツ医科学研究所」のようなものを立ち上げることだ。どのような動きをすればけがをしやすくなり、予防にはどのような運動が必要か、などを研究したいとしている。

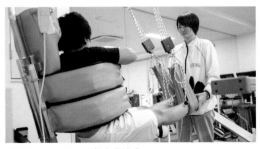
プロテックＭＤ〜腰椎免荷治療〜

最新の機械を多く取り揃え
患部以外のトレーニングにも尽力

患部以外の
トレーニングが重要

白川院長の専門である肩のほか、膝・肘・腰などのスポーツ障害の診察、治療に尽力している。いわゆる「野球肩」の症状で、野球部やハンドボール部などの選手が多く来院する。診療は、問診−触診−検査（レントゲン・エコー・MRI検査）の流れで行い、保存療法を基本にしている。リハビリでは患部だけでなく、肩障害の場合、股関節の可動域をよくする運動も行う。全身の運動連鎖が重要になるからだ。

スポーツ選手の場合、ほとんどはオーバーユースによる疲労が多い。学生時代（高校時代）の3年間の競技生活では、休む（動かさない）と症状を取ることはできるが、なるべく短期間の治療を求められることが多い。

肩の場合、基本的には3週間ノースローとなる。フォームを治すことが、予防にも

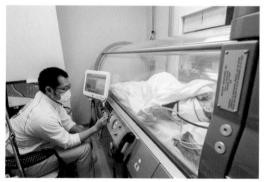
高気圧酸素治療器

つながるが、この際、指導する監督やコーチとの意見交換も重要になる。「球速を上げるための運動ではなく、どうすればけがをしなくなるかを教えている」と白川院長。選手の中には下半身が弱いケースも多く、その場合、足腰を鍛えることで肩の負担を減らすなど、患部以外のトレーニングが重要になる。

「肩の後ろの柔らかさは大切で、マエケン体操は理にかなっている。まずは、シャドーピッチングから始め、インナーマッスルを鍛えることも大切」と白川院長は強調する。

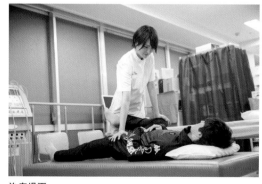
治療場面

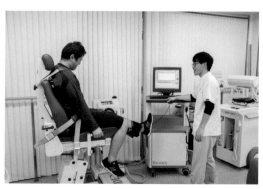
バイオデックス システム（多用途筋機能評価運動装置）

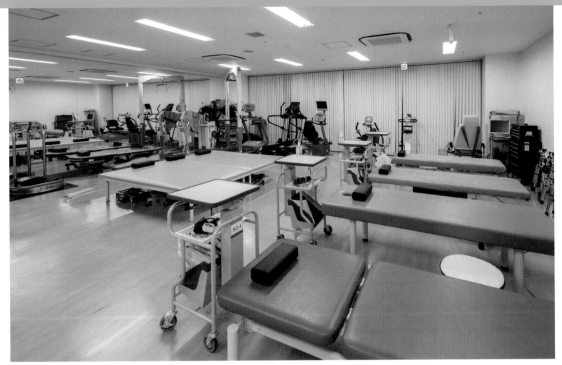

リハビリテーションルーム

テニス肘などに有効な「体外衝撃波」治療

運動器リハビリとして、全身に酸素を供給する治療法の「高気圧酸素療法」がある。高気圧下で酸素を吸入することで、圧力に応じて血液の液体成分である血清に酸素が溶け込む。この「溶解型酸素」が威力を発揮し、損傷組織の創傷不全などに対して有効で、スポーツ選手の早期復帰や疲労回復にも使われている。

足底腱膜炎などに効果をあげている「体外衝撃波」による治療は、テニス肘など筋肉が骨にくっつく場所での炎症に有効である。「ドルニエ」という機械は、県内では同院だけに完備され、保険診療になっている。

このほかにもアキレス腱炎、アキレス腱付着部炎、膝蓋腱炎、疲労骨折などにも効果的とされ、疲労骨折には超音波による骨癒合を促進する機械もある。

広島県内では2施設目となる再生医療（APS療法）に尽力

また、最近は広島県内では2施設目（2019年）となるAPS療法に力を入れている。変形性膝関節症の患者に有効で、患者自身の血液を約55㎖採取。採血後、自己タンパク質溶液を自己血から生成し、治療に有効な成分を抽出。その抽出液約3〜5㎖を患部に注射し、自己治癒力の活性化を促す。体への負担が少なく、痛みを早期に取ることができる再生医療である。

次世代PRP（多血小板血漿）療法ともいわれ、肉離れをした人などにも有効で、大リーグ選手にも多く取り入れられている。ただ、今のところ自由診療で保険適用にはなっていない。

■ スポーツトレーナースタッフ紹介

きたがわ かつや
北川 勝也 （理学療法士、日本スポーツ協会公認アスレティックトレーナー、ライフキネティックトレーナー、FTEX4級、FTA4級、FOI4級、FEX4級、日本赤十字社救急法基礎講習修了）

経歴：福岡リハビリテーション専門学校 理学療法学科卒
専門スポーツ：サッカー、ハンドボール
担当：呉工業高校ハンドボール部（2015年～）、呉港高校サッカー部（2018年～）、
　　　呉港高校バレーボール部（2019年～）、国体ハンドボール少年男子の部　中国予選帯同（2018年）

けがをしたときにいかに早く、いい状態で復帰させられるかを考えながら対応しています。現場と医療機関、選手と監督やコーチの間をしっかりと橋渡できるようにコミュニケーションを図って活動していきたいです。

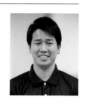

ならはら たく
楢原 汰貢 （理学療法士、FTA3級、FOI4級、FEX4級、FTEX4級）

経歴：国際医療福祉大学 福岡保健医療学部 理学療法学科卒
専門スポーツ：サッカー
担当：呉工業高校ハンドボール部（2015～2018年）、広高校硬式野球部（2017年～）、
　　　呉港高校サッカー部（2018年～）

トレーナーとしてスポーツ現場で選手と共に戦い、喜びや悔しさを共有できることにやりがいを感じます。自己研鑽を続け、けがのない強いチーム作りに貢献できるよう取り組んでいきたいです。

すずき ゆうた
鈴木 雄太
資格：理学療法士、修士（保健学）、日本赤十字社救急法基礎講習修了、
　　　日本ライフセービング協会公認BLS
役職：（公財）日本水泳連盟医事委員会連携組織日本水泳トレーナー会議中国・
　　　四国ブロック世話人、
　　　（一財）広島県水泳連盟医科学委員

経歴：広島大学医学部保健学科理学療法学専攻卒(2015年)、
　　　広島大学大学院医歯薬保健学研究科博士課程前期修了(2018年)
専門スポーツ：水泳、自転車
担当：国体広島県競泳チーム（2015年～）、国体広島県自転車チーム（2018年～）、
　　　（公財）広島県体育協会医科学サポート事業　競泳担当フィジカルトレーナー（2015年～）、
　　　第10回アジアエイジグループ選手権水球競技帯同（インド・バンガロール、2019年10月）

けがを予防し、競技パフォーマンスを向上させるために、「今の自分には何が必要か？」を選手自身が理解できるように、適切な評価とわかりやすい説明を心がけています。トレーナーがいなくても、選手が自分自身で気づき・考え・成長できるためのサポートを行っていきます。

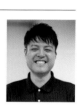

ないとう しゅういちろう
内藤 秀一郎 （理学療法士、FTEX4級、FTA4級、日本赤十字社救急法基礎講習修了）

経歴：YICリハビリテーション大学校 理学療法学科卒
専門スポーツ：バレーボール、ハンドボール
担当：呉工業高校ハンドボール部（2018年～）、呉港高校バレーボール部（2019年～）

チームがひとつでも多く勝利し、監督、選手と同様に喜びを分かち合えることにやりがいを感じてます。そのためにけがをした選手がいち早く復帰でき、再発しないような対応や指導ができるよう自己研鑽していきたいです。

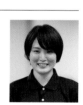

きつかじ ふうか
木束地 風香 （理学療法士、日本赤十字社救急法基礎講習修了、FTEX4級、SAQレベル1インストラクター、JPTECミニコース修了）

経歴：リハビリテーションカレッジ島根 理学療法学科卒
専門スポーツ：陸上競技、野球
担当：広高校硬式野球部（2018年～）、広島県陸上競技協会トレーナー部（2019年～）

選手の目指す方向性を把握し、パフォーマンス向上の一助となれるよう心がけています。選手が試合や練習で結果を出して喜ぶ姿にとてもやりがいを感じます。より多く現場に出て、選手のためにできることを増やしていきたいです。

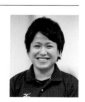

はまだ あおき
濵田 蒼輝 （理学療法士、FTEX4級、FTA4級、日本赤十字社救急法基礎講習修了、日本赤十字社救急員養成講習修了）

経歴：吉備国際大学 保健医療福祉学部 理学療法学科卒
専門スポーツ：ハンドボール
担当：呉工業高校ハンドボール部（2018年～）、呉港高校バレーボール部（2019年～）、
　　　国体ハンドボール少年男子の部　中国予選帯同（2019年）

部活動を通して選手がけがをしない体作りとパフォーマンスの向上ができるように心がけています。けがを再発させないようにするには、どういった指導すればよいかを日々の臨床やトレーナー現場で考えるように意識しています。

日鷹 里恵 （理学療法士、FTEX4級、FTA4級、FEX4級、日本赤十字社救急法基礎講習終了）
（ひだか さとえ）

経歴：愛媛十全医療学院 理学療法学科卒
専門スポーツ：サッカー、アンプティサッカー
担当：呉工業高校ハンドボール部（2018年〜）、呉港高校サッカー部（2019年〜）

身体面だけでなく精神面の何気ない変化に気づけるように、選手たちとさまざまな会話をすることを心がけています。選手たちがゴールを追求できるように、チームと同じベクトルで活動していきたいです。

藤原 翔太郎 （理学療法士、FTEX4級）
（ふじはら しょうたろう）

経歴：広島国際大学 理学療法学専攻卒
専門スポーツ：サッカー
担当：呉港高校サッカー部（2019年〜）

選手たちに積極的に声がけをするように心がけています。1年目でわからないことも多くありますが、先輩方との帯同で多くのことを吸収しながら選手の希望に応えられる介入ができるトレーナーになり、チームに貢献できるように取り組んでいきたいです。

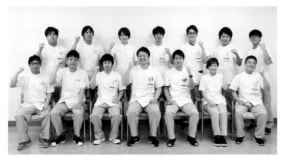

スポーツトレーナー

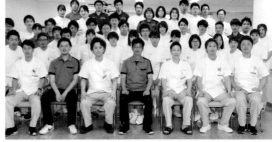

リハビリスタッフ

■ 担当医紹介

理事長・院長 白川 泰山
（しらかわ たいざん）

profile

1992年広島大学医学部卒。同大整形外科入局。市立八幡浜総合病院、中国労災病院、信原病院（兵庫県）、広島県立安芸津病院を経て、2000年マッターホルン病院着任。2003年同院院長、医療法人エム・エム会理事長就任。

資格

整形外科専門医、スポーツドクター認定、リウマチ財団登録医、労災補償指導医。

スポーツ歴

ゴルフ、柔道

趣味

読書、マリンスポーツ

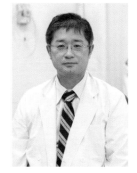

　父が開院したマッターホルン整形外科。病院名は「父が山好きだったのと、医療の高みを目指したい」との思いから名付けた。父の専門は頚椎。その父の影響を受けて、「機能回復につながり、患者さんの笑顔につながる」と整形外科を目指す。

　中国労災病院に赴任したとき、副院長が肩のパイオニアだったこともあり、肩の手術や治療を学ぶため信原病院に勤務。プロ野球オリックスのチームドクターを担当する。

　当院の理念は「Life is Motion」（生きることは動き）。「心も体も動かそう」というアリストテレスの言葉から取った。常にこの言葉を心に刻みながら働いている。

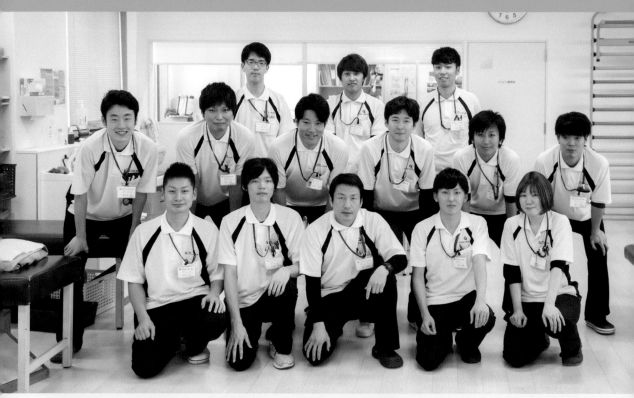

医療法人三宅会　三宅会グッドライフ病院

経験豊富な専門医による手術からリハビリまでの一貫した治療

ここが強み

- 迅速なCTやMRI検査が可能。
- 膝関節を中心としたスポーツ障害の手術。
- さまざまな手技を用いたリハビリの充実。

診療科：整形外科・リハビリテーション科
主な治療（スポーツ）：膝・肘・手関節など、関節鏡視下手術、スポーツ障害・外傷など

所在地：福山市東町1-1-18
TEL：084-923-0220　　ＨＰ：http://www.goodlifehospital.jp/
駐車場：66台

診療時間	月	火	水	木	金	土	日
9：00〜12：30	○	○	○	○	○	○	休診
15：00〜18：00	○	○	○	○	○	○	休診

休診日：日曜・祝日
受付開始は8:30から

病院の概要

　骨折や打撲などの一般外傷から、変性疾患・変形性関節症・関節リウマチ・スポーツ障害・脊髄疾患などあらゆる整形外科疾患に対して整形外科のスペシャリストが治療している。まずは的確な診断を行い、リハビリテーション・投薬・注射などの保存療法から手術療法まで幅広い治療を提供している。外来は1日120人で、このうちスポーツ障害の患者は約2割。関節炎や靭帯損傷、肉離れなどが多い。

　手術は骨折・外傷をはじめ、人工関節、上肢の手術、関節鏡手術、顕微鏡視下手術など多岐にわたっている。手術件数は増加傾向にあり、年間1000件近くに上っている。365日24時間体制で整形外科医師が常駐し、救急患者の診療を行っている。

　リハビリに関しても、身体機能の回復・維持と日常生活の自立を目指し、患者の目的に沿った専門的な機能訓練・日常生活動作練習・福祉用具の選定・居住環境の整備・体力の維持・健康増進・心理的サポートなどの支援を行っている。

診療ポリシー

　同院の基本理念は「医療は患者のために行う」「患者の人格を尊重し、安全と信頼の医療を行う」「医療従事者として深い愛、高い倫理観を持つ」「高度で良質な医療を提供する」「医療を通じて、地域社会に貢献する」を挙げている。

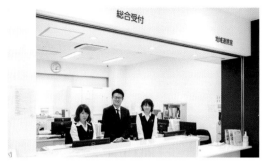

1階　総合受付

　地域に根差した整形外科として、急性期からリハビリまで一貫した治療を行っている。総合病院ではリハビリまで受け持つことは難しいが、同院では執刀医が入院中の治療からリハビリまで総合的に関与し、退院後も通院や在宅でのリハビリに力を入れている。

　また、医療の質を上げ、ミスや事故をなくすため、患者の状態や治療法について報告するカンファレンスを週1回行っている。同院6階にある大きなスクリーンを設置した会議室では、医師や看護師、理学療法士などのスタッフが情報を共有し、チーム医療に努めている。

　三宅潤一医師は「これまで培ってきた医療技術をもとに、高度な専門医療を行い、地域医療にも貢献していきたい。患者目線で分かりやすく説明して、患者さんの満足度も高めていきたい」と強調する。

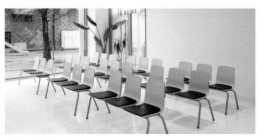

1階　待合室

専門的な手術から独自のリハビリまで
専門医・スタッフによる徹底的な診断・治療

最新のCTやMRIを完備
その日のうちに検査実施

地域に根差した整形外科として、信頼を集めてきた同院は、2015年に新築移転して、大幅リニューアルをした。新体制後の整形外科は、経験豊富な4人の専門医のほか、この分野のスペシャリストが診療を担当している。

同時にMRIやCTなど最先端の医療機器を導入し、クリーンルームの手術室3室も設置。単純X線写真や透視画像、CT画像診断、MRI診断、エコー検査、精密骨密度測定などを、迅速に行っている。各種の画像診断を用いることで、早期発見、早期治療に努めている。

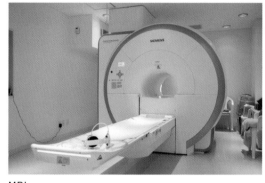

MRI

肘関節を中心にした
スポーツ障害に対する手術

膝関節の前十字靭帯損傷に対する再建術など多くの手術を行っている。このほか疲労骨折、アキレス腱断裂、三角線維軟骨複合体損傷、腱板断裂、関節鏡下骨折観血的手術なども多い。

肘離脱性骨軟骨炎（野球肘）は、肘関節に繰り返し負担のかかる野球など、成長期の運動選手に多く発症する。部位により内側型と外側型に分類される。内側型の野球肘は内側靭帯・筋腱付着部の傷害や尺骨神経の麻痺が主体で、長期的に

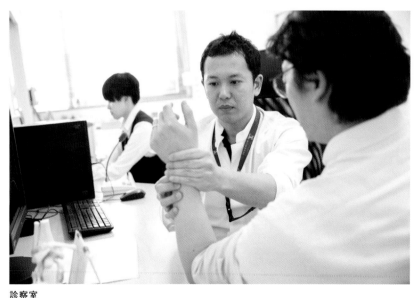

診察室

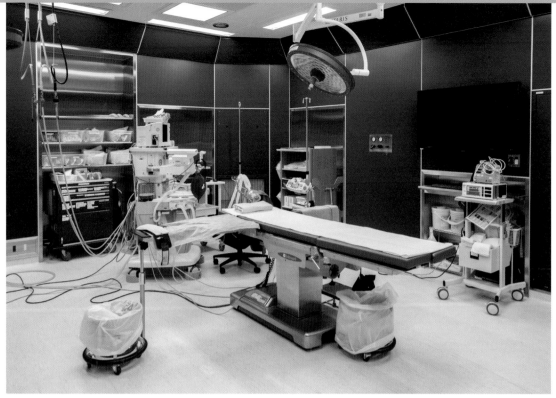

手術室：関節鏡、手術用顕微鏡、ナビゲーションシステムなど

も経過は比較的良好である。このため、投球しながら治療を行うことも可能だ。

これに対して、外側型の野球肘は発育期では離断性骨軟骨炎が中心となる。離断性骨軟骨炎は投球による蓄積によって、外側の骨軟骨が剥がれてくる。頻度は内側型に比べ少ないが、半年以上の投球動作の禁止を強いられるケースもある。

病状の初期では、投球動作を禁止することで自然治癒が促される。だが放置して投球を続けると、病巣が剥がれて遊離体となる。遊離したことで生じた関節軟骨の欠損は、動きが悪い肘、痛みが出やすい肘に移行してしまう。早期診断・病期に応じた適切な治療を行う必要がある。

同院では、まず投球動作の禁止を勧めている。投球禁止でも治癒しない場合は手術となる。剥がれかけた骨軟骨片の状態を術前のMRIや超音波検査、CT検査で判断したうえで、骨軟骨片の状態に応じて骨穿孔術（ドリリング）、骨釘固定術を行う。場合によっては肋骨を用いた骨軟骨移植による関節面再建をすることもある。

骨穿孔術（ドリリング）では非常に小さい傷で手術を行うことができる。分離して剥がれかけた骨軟骨片がまだ正常に近い状態で残っている場合、自分の骨で作った釘や骨に変わる人工のピンなどで固定する。骨軟骨片が変性して癒合しそうもない場合は切除し、欠損した部分には骨軟骨を円柱状で採取して肘に移植する。

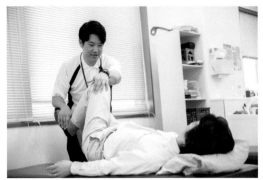
健側下肢パターンを用いての患側下肢支持性向上トレーニング

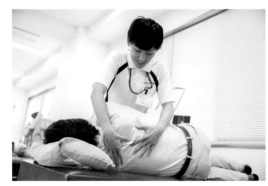
胸椎関節誘導

運動器のリハビリに力「関節ファシリテーション」も実施

　同院は、運動器リハビリにも力を入れている。理学療法士19人、作業療法士2人の陣容である。野球肩や野球肘、離脱性骨軟骨炎、シンスプリント、腰椎分離症（ようついぶんりしょう）など多岐に渡っている。

　PNFとは「固有受容性神経筋促通法」のことである。「人体に存在する感覚受容器を刺激することで、神経や筋肉（神経筋）の働きを高め、身体機能を向上させるリハビリ技術」とされている。同院では、このPNFをリハビリで積極的に取り入れている。

　目を閉じたときに体の動きを教えてくれるセンサーを刺激することで、運動神経を脳・脊髄（せきずい）レベルで刺激して筋活動を活発にする療法で、スポーツ傷害（外傷・障がい）にも効力を発揮している。

　らせん的、対角線的な特徴をもったPNF運動パターンに抵抗や伸張刺激を加えながら行う運動療法である。PNF運動パターンとは、野球のピッチングやテニスのサーブ、バレーボールのアタックなど3次元的な運動。静的な肢位を保つだけでも脊髄レベルだけでなく脳活動の覚醒が生じる。

　ほかの直線的な運動パターンと比較し、効率的にパフォーマンスが向上することが明らかになっている。球技や武道の動きの中で、最大限に力を発揮するときの運動パターンを分析して集大成されたもので、PNFをうまく活用すると効率よい動きができ、パフォーマンスの向上が期待できる。

　また、同院では「関節ファシリテーション」にも力を入れている。関節運動学に基づく関節内運動や関節の潤滑機構に基づく接近技術を使って、関節機能障害を治療し関節の動きを、量的・質的に改善する運動療法技術である。

「インビンジメント症候群」防止のリハビリ

　肩を上げたとき、ある角度で痛みや引っかかりを感じ、それ以上に挙上できなくなる症状のことを「インビンジメント症候群」

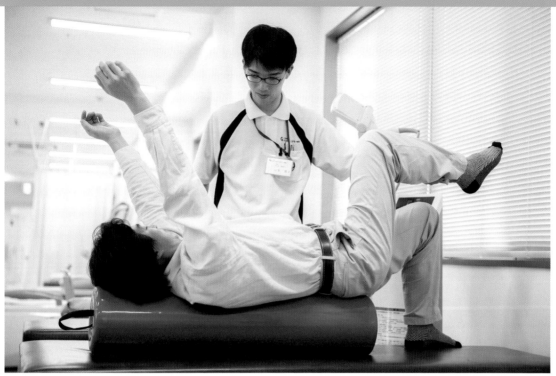

ストレッチポールを利用した体幹のエクササイズ

という。悪化するとこわばりや筋力低下なども伴い、夜間痛を訴えることもある。肩を挙上するとき、下ろしてくるとき、特に強い痛みを感じることがある。投球動作など腕をよく使うスポーツ選手にも発症する。

　動作の反復によって慢性化する。進行すれば、時に腱板の部分断裂となったり、肩峰下に骨の棘ができたりして痛みが取れなくなる。投球動作など痛みを感じる動作を避けることが治療の基本だが、温熱療法やヒアルロン酸、副腎皮質ステロイド薬の局所注射を行うこともある。

　予防のリハビリとしては、テニスボールを使って、痛くならない程度に簡単なリリースをする。滑走性や柔軟性を高め、可動域を広げると、楽に動くようになる。続けることで、けがの予防になる。

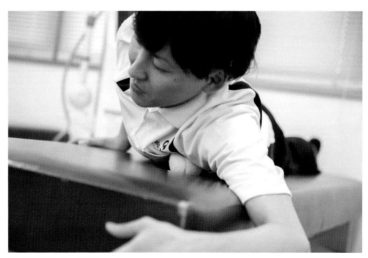

左小胸筋のボールリリース

■ スタッフ紹介

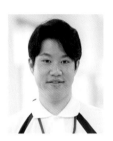

<ruby>古賀<rt>こが</rt></ruby> <ruby>諒平<rt>りょうへい</rt></ruby>（理学療法士）

経歴：人間総合科学大学 保健医療学部 リハビリテーション学科卒
専門スポーツ：野球、バレーボール
担当：オリンピックメキシコ代表ボランティアトレーナー

- -

「患者さまの限界はセラピストの能力で決まる」をモットーに日々患者さまと向き合っています。

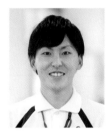

<ruby>住田<rt>すみだ</rt></ruby> <ruby>祐輝<rt>ゆうき</rt></ruby>（理学療法士）

経歴：朝日医療専門学校 理学療法学科卒
専門スポーツ：サッカー、バスケットボール、陸上
担当：オリンピックメキシコ代表ボランティアトレーナー

- -

身体能力を高めていけるよう介入を行っています。小さな変化も見逃さず、一人ひとりに合った医療を提供できるよう心がけています。

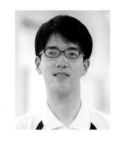

<ruby>山本<rt>やまもと</rt></ruby> <ruby>晃平<rt>こうへい</rt></ruby>（理学療法士）

経歴：吉備国際大学 保健医療福祉学部 理学療法学科卒
専門スポーツ：野球
担当：当院外来患者対応

- -

外来で通って来られる患者さまは関われる時間やタイミングが限られているため、リハビリ介入前後で変化がだせるよう意識して業務に取り組んでいます。

ONE POINT ADVICE

小胸筋リリース （111ページ写真〈下〉参照）

小胸筋が硬くなると肩こり、猫背などの原因になります。

●チェック方法

仰向けで床から肩甲骨の距離を確認します。

●リリース方法

うつぶせとなり、烏口突起の部分にボールを入れます。痛気持ちいいと感じる程度まで体重をかけていき60秒〜90秒間その状態でキープします。慣れてきたら身体を傾けるなどして圧刺激に強弱を加えます。その姿勢から上肢を浮かせ前後に動かすことによってさらなる柔軟性向上が期待できます。

■ 担当医紹介

理事・医師 **三宅 潤一**（みやけ じゅんいち）

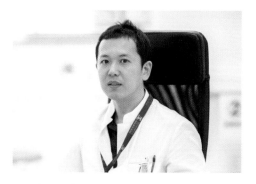

profile

2001年大阪大学医学部卒。大阪大学整形外科入局後、大阪府立母子総合医療センター整形外科、大阪厚生年金病院（現大阪病院）整形外科、大阪大学整形外科、チューリッヒ大学整形外科（手の外科）を経て、2014年10月から三宅会グッドライフ病院（旧三宅整形外科病院）整形外科・専門外来手の外科の医師、理事。

資格・学会など

日本整形外科学会専門医、日本手外科学会専門医、日本肘関節学会。日本関節鏡・膝・スポーツ整形外科学会会員。日本整形外科学会学術総会優秀演題賞、国際肩肘外科学会 Best Paper Award 受賞。

スポーツ歴

中・高校時代にラグビー

　医師を目指したきっかけについて「父が家に頻繁に仕事を持ち帰っていた。そのため、子どものころから、家にある骨格の模型を見て触って、面白いと思っていた」という。整形外科を身近に感じる環境に育ち、当たり前のように整形外科を目指した。モットーは病院名でもある「A goodlife for All（全ての人に良い人生を）」

医師 **三宅 隆雄**（みやけ たかお）

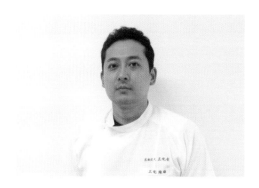

profile

2008年大阪医科大学卒。大阪医科大学付属病院や関連病院に勤務。2014年4月から三宅会グッドライフ病院（旧三宅整形外科病院）勤務。整形外科全般、人工関節、膝関節手術などの診療を担当。

資格

日本整形外科学会専門医

スポーツ歴

中・高・大学時代にバスケットボール

　整形外科に進んだのは、患者が元気になって退院することにやりがいや充実感を持ったからだという。特に日常生活動作（ADL）が日ごとに改善することが、医者冥利につきる。好きな言葉は「愚直」。「父の影響は大きかった。大学時代、実家の病院の手術見学を頻繁にしていた」と語る。

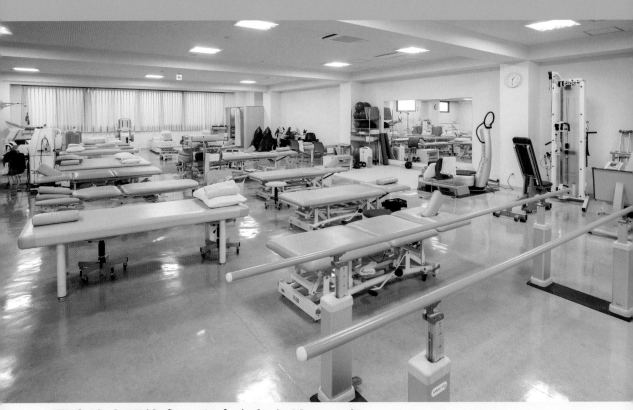

医療法人明笑会　やすもとクリニック

的確な診断をもとにした
保存療法中心のスポーツ医療を提供

ここが強み

- 最新のMRIを完備し、迅速かつ的確な診断。
- 院長自身のスポーツ経験をもとにした患者さんに寄り添った治療。
- クリニックとしては県内最大級のリハビリルームを完備。

診療科：整形外科・リハビリテーション科・リウマチ科
主な治療（スポーツ）：膝・肩・肘・腰・外傷など

所在地：呉市中央2-3-22
TEL：0823-32-7505　　ＨＰ：http://yasukuri.com/
駐車場：12台　　※近隣Ｐ（リベラパーキング）の駐車券発行が可能

診療時間	月	火	水	木	金	土	日
9：00～12：30	○	○	○	○	○	休診	※
15：00～18：30	○	○	休診	○	○	休診	※

休診日：水曜午後、土曜
※日曜、祝日は不定期で診療

医院の概要

　膝を中心に肩・肘・腰・外傷などを診療、治療している。呉市も高齢化が顕著なため、お年寄りの患者は多いが、地域の中・高校生などのスポーツ障害も多く診ている。高齢者の「できるだけ手術をしたくない」という要望が、若い患者にも生かされることもある。1日平均の診療者数は200人を超える。さらに不定期だが、日曜、祝日にクリニックを開いているのも珍しい。

　動線を意識した診療室とバックヤードが特徴の一つである。診察室では、ベッドの両側で診察が可能で、患者の利便性も考えた設計に配慮している。また、300平方㍍の開放的なリハビリテーション室も評判。理学療法士11人と作業療法士1人の陣容である。個々の患者に、それぞれのリハビリ担当者が付き、1人当たり20分のリハビリ治療を行っている。

診療ポリシー

　「手術をできるだけしないことが、私の病院の特徴」と語るのは安本正徳院長。だが、勤務医経験が長く数多くの手術を経験してきた。特に、膝の手術に関しては、「どこにも負けない気持ちでした」と力説する。開業医になったのは、手術を避けられたのに行われたケースがないように、しっかりと見極める大切さを確信したことがあったからだ。

　開業当初から検査機器にはこだわりを持つ。オープン型MRIと全身骨密度測定器などを導入しているが、「正しい診断をしてこそ、正しい治療ができる」とのポリシーからである。靭帯や筋肉の損傷、関節の動きなどはエコーでしか見えないものが多いため、整形外科では珍しく、エコーも積極的に使っている。

　特にリハビリにはこだわりを持っている。「物理療法という器具による方法はできるだけ少なくして、理学療法士が直接触れながらチェックして治すことに注力したい」と安本院長。その際、患者の希望をできるだけ聞きながら、リハビリの計画を立てている。

　治療をしていくのに一番大切にしていることは、笑顔だという。「診察、治療する側に笑顔がないと、患者さんにも笑顔が生まれるはずはありません」と力説する。

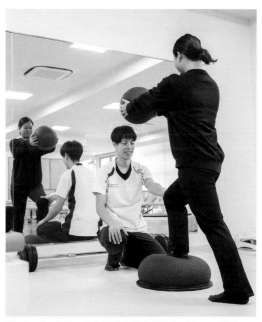

ジャンパーを使った下肢筋力強化運動とバランス練習

運動療法によるリハビリを重視
スポーツ経験者の理学療法士が担当

前十字靭帯損傷から
オスグッド・シュラッター病
まで膝の専門医

「適切な診療、適切な治療」が基本である。スポーツ障害に関しては、若年齢層の患者が多く、患者や家族との話し合いで最善の策を取っている。一般的には、早く復帰したいと考える患者が多い。だが、焦りは禁物で、ねんざなどの場合は、すぐに運動を再開することは難しい。「若い患者さんは将来があるので、本人や家族によく説明して納得してもらっています」と安本院長は語る。

スポーツ外傷で一番多い部位は膝である。

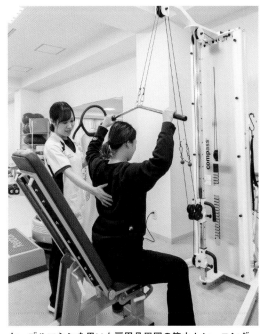

ケーブルマシンを用いた肩甲骨周囲の筋力トレーニング

靭帯損傷や半月板損傷が主で、なかでも大腿骨と脛骨をつないでいる強力な靭帯である前十字靭帯は頻度が高く、ジャンプによる着地の失敗、急激な方向転換やストップ動作、相手などとの衝突により起きる。

スポーツを活発に行う発育期にみることが多い、オスグッド・シュラッター病と呼ばれる病気もある。サッカーなどの膝に負担がかかるスポーツにより発症し、膝の下に痛みを伴う隆起が生じる。同院では運動を制限することで、症状緩和や病気の進行抑制に努めている。

膝に次いで多いのが肩。オーバースローを伴う野球、バレーなどでよく発症する。若年の野球肩の場合は、オーバーユースが多い。診療の際には、肩を広げて、後ろで回させて、可動域をみる。この動きによって、ほとんどは3週間で柔らかくなるが、痛みが取れないときは、関節唇損傷の疑いもある。

肘は内側と外側の靭帯損傷が多く、その両方を痛めているケースもある。腰は腰椎分離症が多い。レントゲンでは見つけにくい。CTによって分かるケースが多く、即座にスポーツ禁止にする。まずは安静にし、同院の場合にはコルセットを使用する。

MRIやレントゲン、
エコーを使って詳しく診断

診療は、詳細な問診からスタートする。

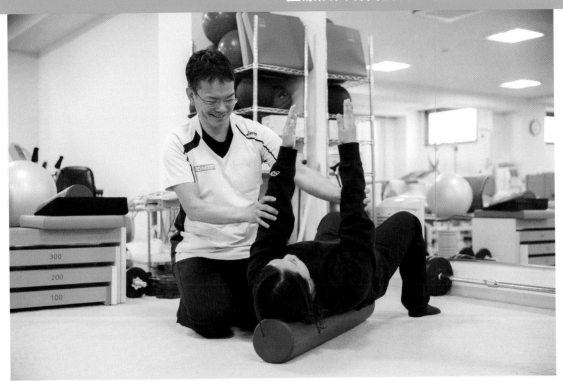
ストレッチポールで背部の緊張緩和と柔軟性の向上

痛みに至った原因を探る。レントゲンによる検査が基本で、詳しくは院内のオープン型ＭＲＩでチェックする。分離症などの場合は、近くの病院でＣＴを撮る。レントゲンは骨、靭帯や腱、肉離れにはエコー検査が有効である。

　まず患部をアイシングし炎症を取り、２〜３週間後からリハビリを開始する。関節の柔軟性を強化し、患部周囲の筋力をつける。リハビリをしながら、危険な動作の有無を覚える。

　高齢者は一般的に健康のために運動を行っているケースが多いので、復帰時期にこだわらず、ゆっくり少しずつ治せばいい。「楽しみながら行っている高齢者と本格的にスポーツをしている若者たちでは治す目標が違ってくる」と安本院長。かつて、夏の甲子園のベンチ入りを目指していた学生が舟状骨（しゅうじょうこつ）を骨折したケースがあった。通常はギブスによる治療だが、協議の末、手術を行い間に合うことができた。

中・四国では初の「体外衝撃波疼痛治療装置」導入

　物理的な器具よりも運動療法によるリハビリを重視している。基本的に、そのスポーツを経験している理学療法士が担当する。アイシングや超音波、低周波、パワープレートによる治療も行っている。

　最近、導入したものに「体外衝撃波疼痛治療（たいがいしょうげきはとうつう）治療装置」（デュオリス）がある。主に、難治性足底腱膜炎に適応されているが、現在（2020年3月）、中・四国のクリニックでは同院しか置いていない。この装置は、サッカーやバレーによる膝蓋腱炎（しつがいけんえん）や剥離骨折（はくり）でも有用なことが分かっている。保険診療にはならないが、治療のために使うケースもある。

■ スタッフ紹介

_{よこた しんいち}
横田 晋一（理学療法士）

経歴：独立行政法人国立病院機構呉医療センター附属リハビリテーション学院卒
専門スポーツ：陸上競技

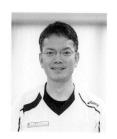

競技復帰に向けて、トレーニングをこなせる身体づくりが大切です。けがや疾患の治療を正しく行い、安全な動作方法を追求していきます。年齢や競技レベルを問わず、目標達成のための支援をします。

_{いわまさ りょうへい}
岩政 亮平（理学療法士）

経歴：広島大学医学部保健学科 理学療法学専攻卒
専門スポーツ：バレーボール

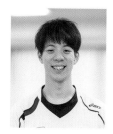

身体機能やフォームなどは十人十色です。個々のパフォーマンスを低下させることなく競技復帰できるように、一人ひとりの症状に合わせてけがをしない身体づくり、セルフケアの指導、競技動作指導などを行っています。

_{おかざき あや}
岡﨑 綾（理学療法士）

経歴：広島国際大学 総合リハビリテーション学部
　　　リハビリテーション学科理学療法学専攻卒

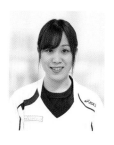

どのようにすればパフォーマンスが向上するか、生涯スポーツとして長く競技を行うことができるかなど、競技レベルを問わず一人ひとりの患者さんの目標を共有しながら指導することを大切にしています。

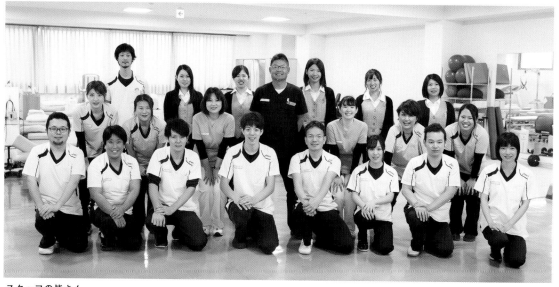

スタッフの皆さん

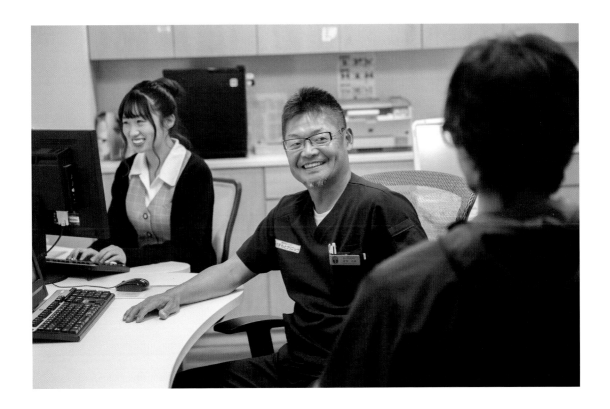

■ 担当医紹介

院長 **安本 正徳** (やすもと まさのり)

profile

1991年広島大学医学部卒。広島市民病院整形外科副部長、呉医療センター・中国がんセンター整形外科医長などを経て、2013年やすもとクリニック開設、院長に就任。2015年より医療法人明笑会理事長。モットーは「明日を笑顔に〜 Yes　smile tomorrow 〜」

資格

日本整形外科学会認定専門医、日本整形外科学会認定スポーツ医、日本整形外科学会認定リウマチ医、日本整形外科学会認定運動器リハビリテーション医、日医運動スポーツ医など。

スポーツ歴

サッカー、ラグビー、野球、ゴルフ

趣味

ゴルフ

中学・高校時代は野球部に所属、高校2年で引退後は、3年でも続けることができるラグビー部に所属した。大学医学部に入学後もラグビーを続けるが、練習中に2回骨折。ラグビー部の先輩だった整形外科医に治療してもらい、整形外科に親しみを感じるようになった。

大学病院時代の指導医が膝の専門だったこともあり、膝の専門医を目指す。その後、新米時代にお世話になった越智医師（現・広島大学学長）に再会し、靭帯再建術や人工膝関節の手術などを数多く手がけた。

■カバーデザイン／中根ゆたか

■本文デザイン／スタジオ ギブ

■本文DTP／角屋克博　大原 剛

■取材・執筆／井川 樹　野村恵利子

■撮影／中野一行

■図版／岡本善弘（アルフォンス）

■本文イラスト／中根ゆたか
　　　　　　　　久保咲央里（デザインオフィス仔ざる貯金）

■販売促進／岡崎 茂

■企画協力／池田真一郎

■編集／橋口 環　石浜圭太

■編集協力／竹島規子

＊本書の編集にあたり、医師ならびに病院関係者の皆さまから
　多大なるご協力をいただきました。お礼を申し上げます。

ひろしま
頼れるスポーツドクター
かかりつけ医シリーズ❾特別版

2020年5月25日　初版第1刷発行

編　著／医療評価ガイド編集部

発行者／西元俊典

発行所／有限会社 南々社
　　　　広島市東区山根町 27-2　〒732-0048
　　　　TEL 082-261-8243　FAX 082-261-8647

印刷製本所／モリモト印刷株式会社

　　　※定価はカバーに表示してあります。

　　　落丁・乱丁本は送料小社負担でお取り替えいたします。
　　　小社宛にお送りください。
　　　本書の無断複写・複製・転載を禁じます。